DR. MED. ELLEN FISCHER

DAS VAGUS TRAINING

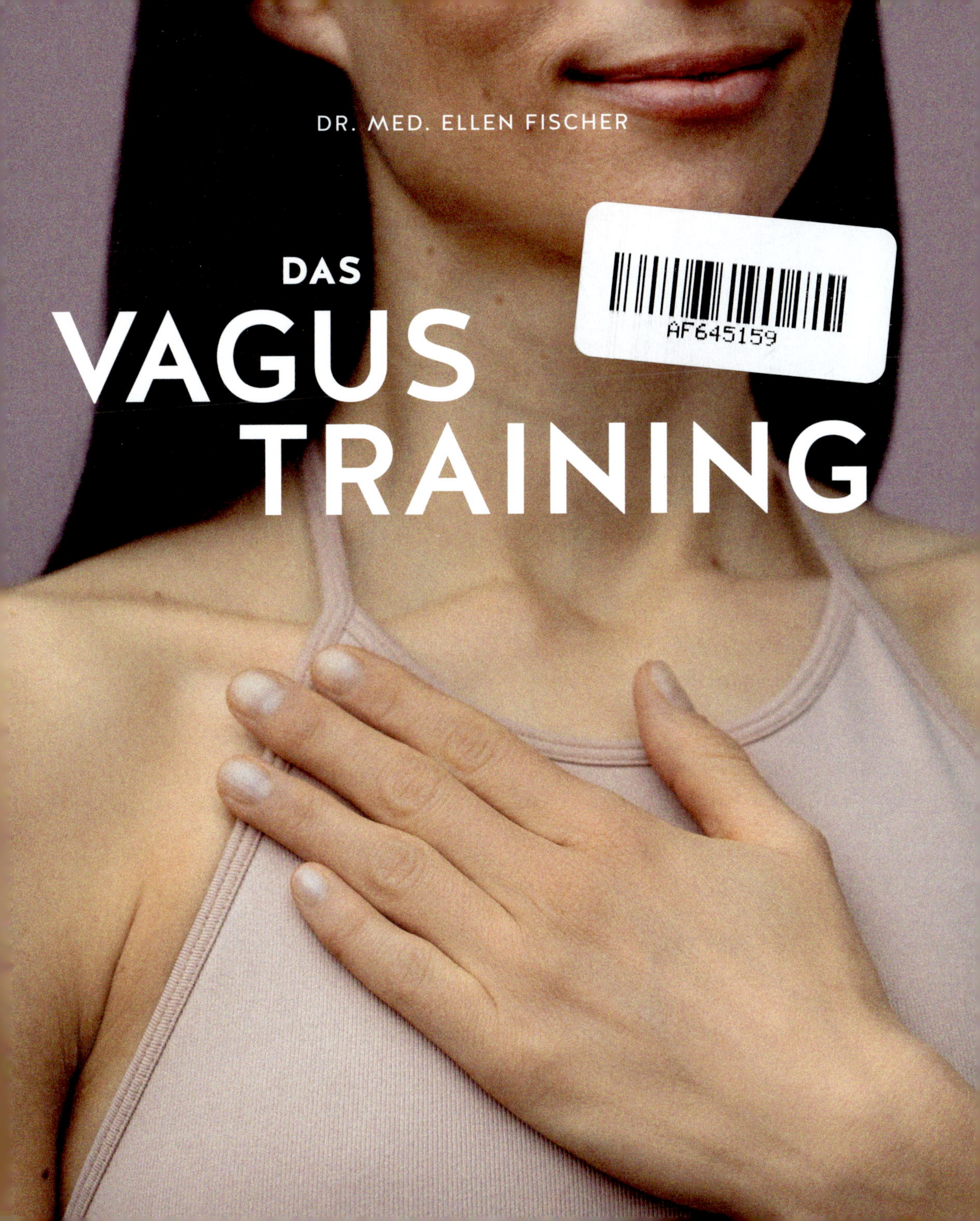

THEORIE

PRAXIS

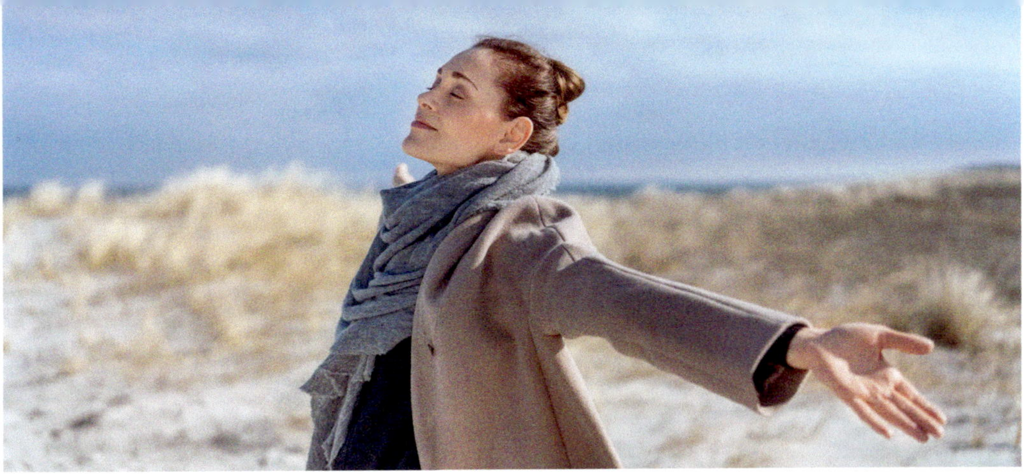

SERVICE

Immer mehr Menschen leiden unter den Folgen von Stress wie starken Verspannungen, Kreislauf- und Verdauungsproblemen, Schlafstörungen und Erschöpfung. Aus diesem Grund wächst das Interesse am Vagusnerv: Er ist das Tor zu Selbstregulation und Regeneration, zu Ausgeglichenheit und Wohlbefinden.

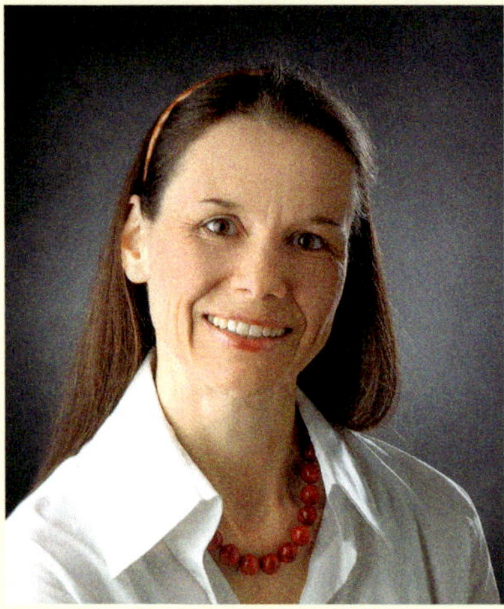

Dr. med. Ellen Fischer
ist Yogalehrerin und Fachärztin für Physikalische und Rehabilitative Medizin. Sie verfügt über eine umfangreiche psychosomatische und manualtherapeutische Ausbildung und behandelt in ihrer Praxis Menschen mit Schmerzen aller Art. Im Jahr 2007 nahm sie an einem Seminar des Wissenschaftlers Stephen Porges über die Polyvagal-Theorie teil. Seither stehen der Vagusnerv und die Regulation des vegetativen Nervensystems im Mittelpunkt ihrer therapeutischen Arbeit.

EIN WORT VORAB

»Man muss sich aufregen können, und man muss sich wieder abregen können.« Mit diesem Satz leitet der renommierte Neurowissenschaftler Gerhard Roth üblicherweise seine lehrreichen Vorträge ein. Unser Nervensystem und unser Organismus können beides: auf der einen Seite hellwach sein und geistige sowie körperliche Höchstleistungen erbringen; auf der anderen Seite regungslos verharren und sich in tief entspannte Zustände versenken. Für die Gesundheit ist es am besten, wenn wir rhythmisch zwischen aktiven und passiven Zuständen hin- und herpendeln.

Der typische Alltag der Menschen in westlichen Kulturen bietet leider mehr Anlässe, sich aufzuregen, als Zeiträume für Ruhe und Regeneration. Dies gilt ganz besonders für die Bewohner von Großstädten. Künstliche Beleuchtung erlaubt es, die Nacht zum Tag zu machen. Moderne Kommunikationsmittel verwischen die Grenzen zwischen Arbeit und Freizeit. Permanente Erreichbarkeit erschwert das Abschalten.

Dies bleibt nicht ohne Folgen. Seit mehr als zehn Jahren sind Stressfolgen wie Angst, Depressionen und Erschöpfung in Deutschland mit mehr als 30 Prozent der häufigste Grund für Frühverrentungen. Bei den erwachsenen Bundesbürgern gehen mehr als 60 Prozent aller Arztbesuche auf das Konto von Gesundheitsstörungen, die direkt oder indirekt durch psychische Belastung verursacht werden.

Die Fähigkeit, »sich abregen zu können«, also die Fähigkeit zur bewussten Selbstregulation, wird deshalb immer wichtiger. Dabei spielen das vegetative Nervensystem und der Vagusnerv eine zentrale Rolle.

Finden Sie mithilfe des Vagusnervs zurück ins Gleichgewicht!

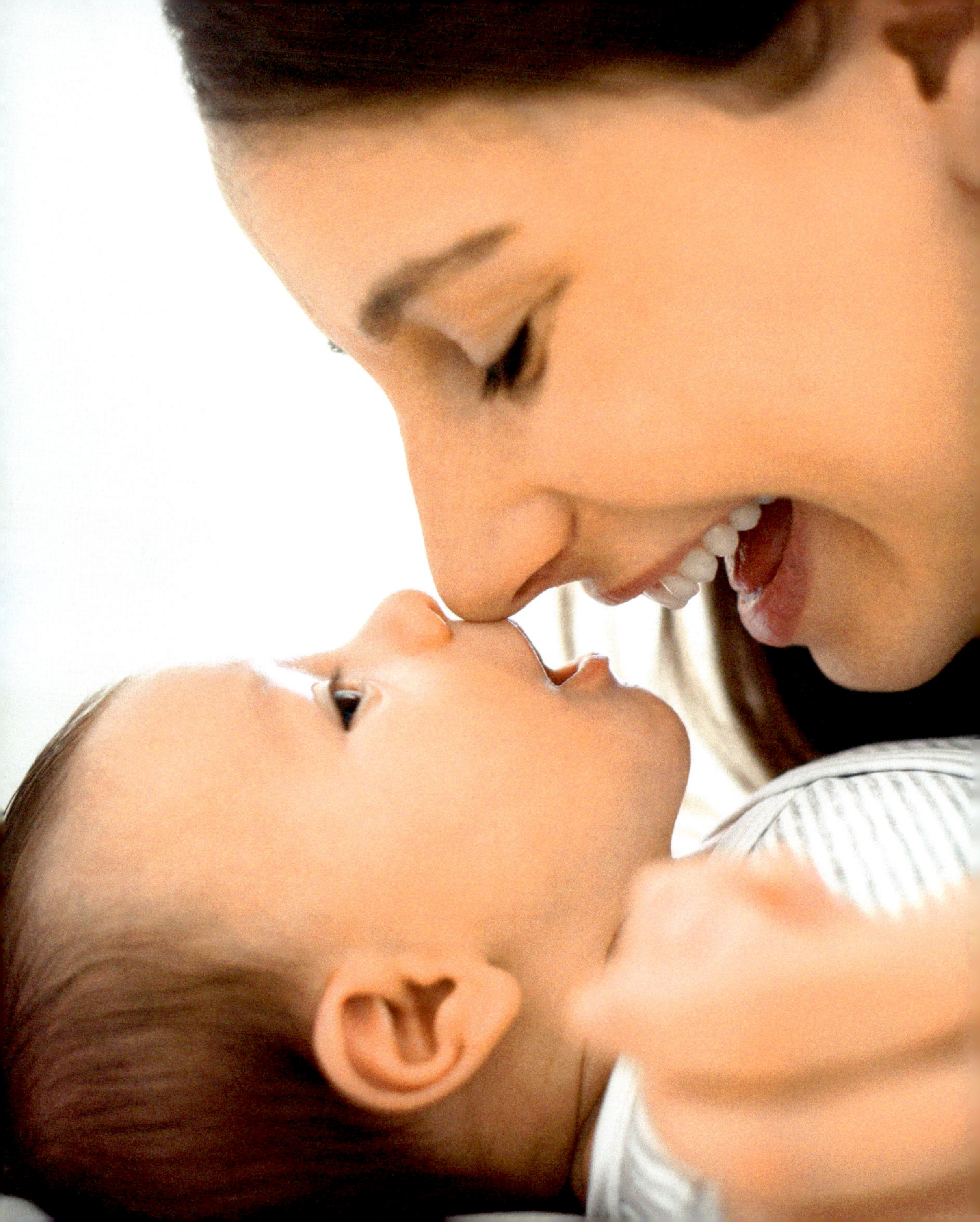

DER VAGUSNERV UND SEINE MITSPIELER

Eine Reise durch die Evolution macht Sie mit den Funktionen des parasympathischen und des sympathischen Nervensystems vertraut, bevor es ins anatomische Detail geht. Sie erfahren, was Sie aus dem Gleichgewicht bringt und wie Sie Ihren Regulationszustand erkennen.

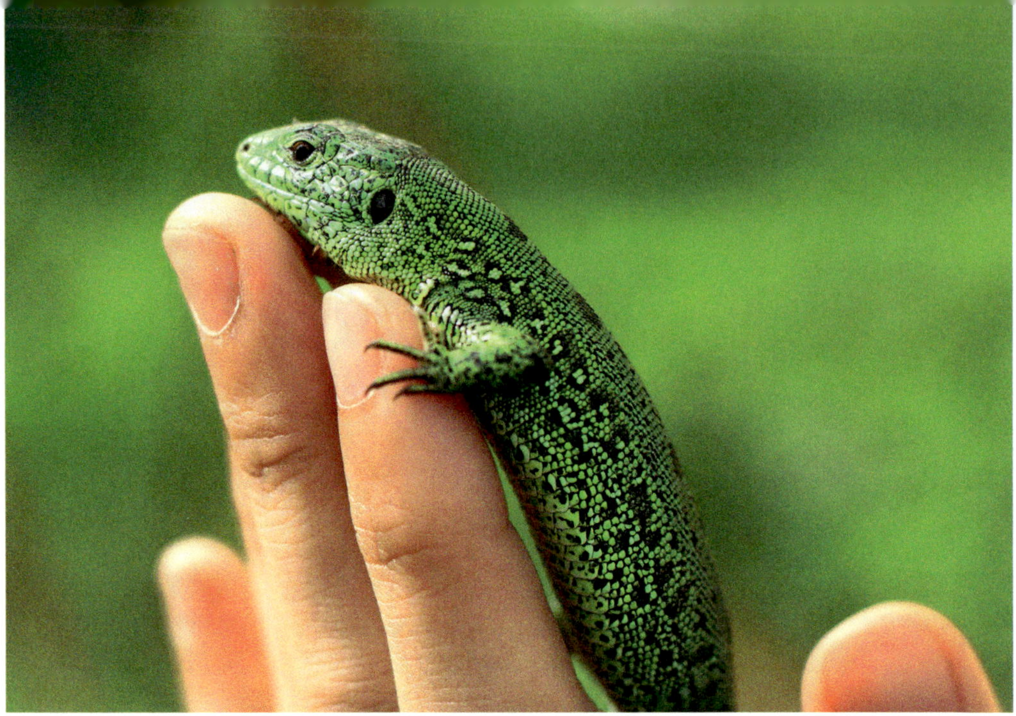

UNSER VEGETATIVES NERVENSYSTEM

Als vegetatives Nervensystem bezeichnet man die Anteile des menschlichen Nervensystems, welche die Funktion von Organen und Gefäßen steuern. Es wird in vielen medizinischen Texten als »autonomes Nervensystem« bezeichnet, weil es auch ganz ohne die Mitwirkung unseres Bewusstseins tadellos funktioniert und sich nicht direkt durch den Willen beeinflussen lässt. Es handelt sich um ein komplexes System, das in den Jahrmillionen der Evolution Schritt für Schritt entstanden ist. Der Sympathikus ist verantwortlich für das »Aufregen«, also die Steigerung der Aktivität. Der Parasympathikus ist zuständig für das »Abregen«, also das Herunterregulieren des Körpers. Ihr Zusammenspiel lässt sich am leichtesten erklären, wenn man einen Blick in die Entwicklungsgeschichte wirft.

DAS VEGETATIVE NERVENSYSTEM IN DER EVOLUTION

Der Prozess der Evolution ist schon seit vielen Millionen Jahren im Gang. Es grenzt an ein Wunder, dass auf dem Planeten Erde überhaupt Leben entstanden ist und sich dieses Leben von einfachen einzelligen Organismen wie Mikroalgen und Bakterien zu immer komplexeren Formen weiterentwickelt hat. Die Entstehung neuer Pflanzen und Tierarten in Anpassung an ihre Umwelt nennt man »Phylogenese«. Auch der Mensch hat seinen Platz im Gefüge der Evolution. Er hat einen langen Stammbaum, und viele Vorgänge im menschlichen Organismus lassen sich nur aus dieser Entwicklungsgeschichte heraus erklären.
Alle Lebewesen stehen vor dem gleichen Grundsatzproblem: Sie benötigen Energie, aber nicht immer stehen beliebige Mengen davon zur Verfügung. Da kann es für das Überleben einer Art von großem Vorteil sein, besonders sparsam damit umzugehen.

Das Zeitalter der Reptilien

Betrachten wir zum Beispiel die Lebensweise der Reptilien, die seit 300 Millionen Jahren auf der Erde leben. Hier finden wir ein primitives parasympathisches Nervensystem, das bereits eine ganze Reihe von Prozessen im Organismus der Reptilien koordiniert:

- Es gibt ein Atem- und ein Gefäßsystem: Über die Lunge wird Sauerstoff in den Körper aufgenommen und mithilfe des Blutes zu allen Organen transportiert.
- Es gibt ein schlauchförmiges Verdauungssystem: Am Anfang wird die Nahrung aufgenommen. Im mittleren Abschnitt wird sie mittels chemischer Prozesse in ihre Bestandteile zerlegt und in den Organismus aufgenommen. Und am Ende wird alles, was nicht verdaut werden kann, aus dem Körper ausgeschieden.
- Es gibt ein Fortpflanzungssystem: Das heißt, die weiblichen Tiere produzieren Eier und die männlichen Tiere Spermien. Es kommt zu einer Begattung, bei der die Eier befruchtet werden. Anschließend werden sie jedoch an einem geeigneten Ort abgelegt und sich selbst überlassen.

Genauso erhellend ist es, sich klarzumachen, was es bei den Reptilien nicht gibt:

- Es gibt keine »Heizung«. Reptilien sind wechselwarm. Sie können ihre Körpertemperatur nicht konstant halten. Sinkt die Umgebungstemperatur, erstarren sie. Diese Erstarrung kann nur kurz, zum Beispiel über Nacht, oder über einen längeren Zeitraum wie den ganzen Winter anhalten. Es handelt sich auch keineswegs um einen passiven Prozess. Der gesamte Organismus muss gezielt heruntergefahren werden, um mit minimaler oder ohne jede weitere Sauerstoff- und Nahrungszufuhr überdauern zu können.
- Es gibt kein »Gaspedal«. Reptilien können ihre Beute nicht über längere Strecken hinweg verfolgen. Sie sind sogenannte *sit and wait feeders* (»Lauerjäger«). Das heißt, sie

sitzen in einem Versteck und warten ab, bis sich ein geeignetes Beutetier nähert. Nun schnellt ihre Zunge vor, oder sie machen einen Satz und schnappen zu.

- Abhängig von der Umgebungstemperatur können Reptilien umgekehrt auch schlecht vor Fressfeinden davonlaufen. Aus diesem Grund sind die Tiere farblich so gut an ihren Lebensraum angepasst, dass sie bei Reglosigkeit optisch mit dem Hintergrund verschmelzen. Das heißt, sie schützen sich durch Erstarrung.
- Reptilien können schlecht kommunizieren und kooperieren. Sie verfügen weder über eine Mimik noch können sie Laute bilden. Es gibt kollektive Verhaltensweisen wie die gemeinsame Eiablage von Tausenden von Schildkröten an einem Strand, aber meist keine Paarbildung oder Brutpflege.

Das Zeitalter der Vögel

Unser Wissen über die Evolution ist noch immer lückenhaft. Eines aber ist bekannt: Die Vögel entwickelten sich vor etwa 160 Millionen Jahren. Sie waren die ersten Lebewesen, die ihre Körpertemperatur konstant halten konnten. Dies hatte für sie einen ganz entscheidenden Vorteil: Sie konnten ihre Eier warmhalten, sie selbst ausbrüten und damit auch bewachen und beschützen. Auf diese Weise erhöhten sie die Überlebenschancen ihres Nachwuchses.

Da sich die Vögel schon bis zum Schlüpfen um die Brut kümmerten, war es naheliegend, damit auch in den ersten Lebenswochen weiterzumachen. Doch dazu mussten die Elterntiere zusammenarbeiten und eine Möglichkeit haben, sich durch Signale zu verständigen. Die Jungvögel konnten den Eltern ihrerseits

»DIE EVOLUTION MACHT KEINE SPRÜNGE«

In der Biologie gibt es das geflügelte Wort: »Die Evolution macht keine Sprünge.« Von einer Generation zur nächsten ergeben sich nur minimale Veränderungen. Diese entstehen durch Mutationen, also durch dauerhafte Veränderungen des Erbguts, zum Beispiel durch Fehler beim Kopieren der Erbinformation.

Beim Menschen ist die Häufigkeit von Mutationen gut untersucht. Wir verfügen über 25.500 Gene, die man als Bauanleitungen für die Bestandteile des Körpers oder als Betriebsanweisung für alle nötigen Stoffwechselvorgänge betrachten kann. Vergleicht man das Erbgut der Eltern mit dem ihrer Kinder, findet man je nach Lebenssituation zwischen 50 und 500 Mutationen. Viele sind unbedeutend, manche sind von Nachteil für die Gesundheit. Mutationen, die einen Vorteil für das Überleben und die Fruchtbarkeit mit sich bringen und deshalb erhalten bleiben, sind die Ausnahme. Vor diesem Hintergrund ist es erstaunlich, dass immer wieder neue Arten mit ganz neuen Eigenschaften auf diesem Planeten aufgetaucht sind.

durch das Aufsperren ihrer Schnäbel und durch Laute signalisieren: Wir haben Hunger! Außerdem waren die Vögel deutlich mobiler als die Reptilien. Dies gilt zum einen für die Geschwindigkeit, die bei der erfolgreichen Jagd eine Rolle spielt: Ein Wanderfalke kann im Sturzflug ein Tempo von 250 Kilometern in der Stunde erreichen. Es gilt zum anderen für die Ausdauer, die es zum Beispiel den Zugvögeln ermöglicht, weite Strecken zwischen Sommer- und Winterquartier zurückzulegen. Für warmblütige Tiere ist es von Vorteil, kalten Temperaturen ausweichen zu können, und auch für die Nahrungssuche ist es hilfreich, sich immer dort aufhalten zu können, wo es reife Früchte gibt. Die Weltmeisterin im Fernfliegen ist die Küstenseeschwalbe, die eine Distanz von etwa 40 000 Kilometern überwinden kann.

Da die Vögel das Energiesparen zugunsten eines neuen Lebensprinzips namens *heat and speed* (»Wärme und Geschwindigkeit«) aufgaben, wurden neue Schaltkreise im vegetativen Nervensystem benötigt. Dies war die Geburtsstunde des Sympathikus. Dieses neue Lebensprinzip blieb auch beim Menschen erhalten: Das sympathische Nervensystem kann die Fettzellen veranlassen, die gespeicherte Energie in Wärme umzusetzen.

Ein kleiner Tipp: Wer mit überflüssigen Pfunden kämpft, kann die Temperatur in seiner Wohnung etwas absenken. Eine Raumtemperatur von 18 °C ist ideal, um den Grundumsatz und den Kalorienverbrauch anzukurbeln.

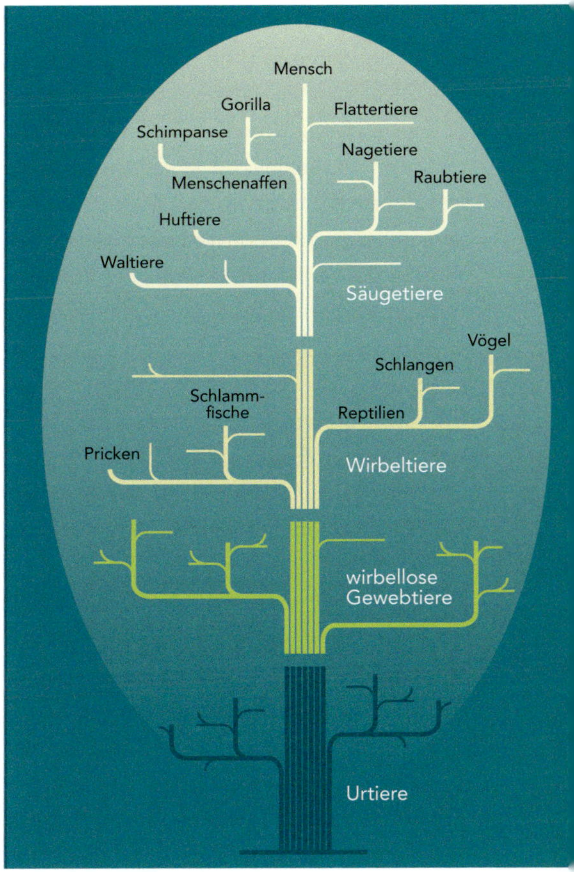

Der Stammbaum des Menschen verrät auch, wie sich unser vegetatives Nervensystem entwickelt hat.

Das Zeitalter der Säugetiere

Ab wann ist ein Säugetier ein Säugetier? Und seit wann gibt es sie überhaupt? Darüber diskutieren Biologen seit vielen Jahren, und es werden immer wieder Fossilien gefunden, die dieser Diskussion neue Nahrung geben.

Die frühesten Tiere, welche die Eigenschaften von Säugetieren zeigten, lebten vor ungefähr 215 Millionen Jahren. Anders als die von Schuppen bedeckten Echsen und die Vögel mit ihrem Federkleid haben Säugetiere eine behaarte Haut, also ein Fell oder einen Pelz. Wie der Name schon sagt, verfügen die Muttertiere über Milchdrüsen, um ihre Nachkommen zu säugen. Deswegen findet bei den Jungtieren auch ein Zahnwechsel statt. Sie bekommen zuerst das sogenannte Milchgebiss, das so angelegt ist, dass es die Zitzen der Muttertiere nicht verletzt. Nach dem Ende der Säugephase erfolgt der Wechsel zum bleibenden Gebiss mit meist viel größeren und schärferen Zähnen.

Außerdem haben die Säugetiere ein deutlich größeres Gehirn im Vergleich zum Rest des Körpers sowie leistungsfähigere Sinnesorgane. Aber auch die frühen Säuger legten noch Eier oder brachten ihre Jungen in einem sehr unreifen Stadium zur Welt, um sie danach noch eine Weile in einem schützenden und wärmenden Beutel mit sich herumzutragen.

Das erste höhere Säugetier, das die gleichen Eigenschaften besaß wie die meisten der heute noch lebenden Säuger, tauchte vor etwa 60 Millionen Jahren in der Biosphäre auf, als die Dinosaurier schon ausgestorben waren. Die höheren Säugetiere haben eine Plazenta (»Mutterkuchen«). Sie wird während der Schwangerschaft in der Gebärmutter gebildet und sorgt für eine bessere Ernährung des heranwachsenden Nachwuchses, der deshalb deutlich ausgereifter zur Welt kommt. Wie weit das Jungtier bei der Geburt sein muss, ist stark von der Lebensweise der Art abhängig. Bei Tieren, die in Herden umherstreifen, sind die Jungen sogenannte Nestflüchter. Diese Bezeichnung ist ein wenig irreführend, da es meist kein Nest im wörtlichen Sinne gibt. Der Nachwuchs wird zum Beispiel in der Savanne geboren und muss in der Lage sein, innerhalb von Stunden auf die Beine zu kommen und den Eltern zu folgen.

NEUE AUSSTATTUNG FÜR EIN KOMPLEXERES SOZIALVERHALTEN

Die Säugetiere entwickelten ein sehr viel komplexeres Sozialverhalten, als man es bei den Vögeln findet. Auch die Jungtiere werden noch intensiver umsorgt. Dies beginnt meist direkt nach der Geburt damit, dass das Muttertier den frischgeborenen Nachwuchs gründlich ableckt, um ihn von Blut und anderen Überresten der Geburt zu säubern.

Selbstverständlich haben auch die Reptilien und Vögel schon eine Zunge, aber lecken können sie damit nicht.

Das Saugen ist ebenfalls eine neue Erfindung der Ära der Säugetiere – genau wie das Kauen. Reptilien verschlingen ihre Beute üblicherweise im Ganzen oder nur grob zerkleinert. Für den Kauvorgang waren einige neue anatomische Strukturen nötig: Bewegliche Kiefer, mit Muskeln versehene Lippen und Wangen, ein Gebiss mit unterschiedlichen Zähnen zum Abbeißen und Kauen.

Ein komplexeres soziales Gefüge verlangt auch nach vielfältigeren Möglichkeiten der Kommunikation. Zur Körpersprache kommt die Mimik, die Lautbildung wird von den Arten unterschiedlich stark genutzt. Deshalb gewinnen die Hirnnerven, die einerseits die Informationen der immer komplexeren Sinnesorgane zum Hirn transportieren und andererseits Kiefer- und Gesichtsmuskeln steuern, bei den Säugetieren an Bedeutung.
Unter den Hirnnerven findet sich auch der Vagusnerv. Denn schließlich muss das, was die Nase riecht, was zum Beispiel an Muttermilch gesaugt oder an Nahrung gekaut und geschluckt wird, später auch verdaut werden. Da ist es naheliegend, die Steuerung des Verdauungssystems unmittelbar neben den Empfangsbereichen für das Riechen, Sehen und Schmecken sowie den Befehlszentren für die Steuerung von Zunge, Kiefer- und Gesichtsmuskeln unterzubringen.
Die Kerngebiete aller Hirnnerven liegen wie eine Perlenschnur nacheinander im Hirnstamm, dem ältesten Teil des Gehirns. Natürlich ist auch die »Notrufzentrale« des Sympathikus nicht weit entfernt. Wenn ein Tier Gefahr wittert oder erspäht, muss alles blitzschnell gehen: Kampf oder Flucht? Die Entscheidung muss sofort fallen!
Die Säugetiere nützen die alten parasympathischen Schaltkreise zum Beispiel zum Verdauen weiter. Aber auch die Immobilisierungsprogramme kommen bei einigen Arten zum Einsatz. Einige Säugetiere wie Siebenschläfer, Hamster und Murmeltiere machen Winterschlaf und müssen dazu ihre Körpertemperatur absenken sowie alle weiteren Körperfunktionen drastisch herunterfahren.

DIE HORMONE – DAS ZWEITE SIGNALSYSTEM

Bei den Säugetieren ist das vegetative Nervensystem nicht allein für die Steuerung von Verhalten und Stoffwechsel verantwortlich. Es wird durch ein zweites Signalsystem ergänzt und unterstützt: die Hormone. Sie werden auf Deutsch auch als »Botenstoffe« bezeichnet. Die Bildung der meisten Hormone findet in speziell dafür vorgesehenen Drüsen statt.
Das wichtigste Hormon für das soziale Verhalten ist Oxytocin. Es wird von der Hirnanhangsdrüse produziert und am Ende der Schwangerschaft ausgeschüttet, um die Wehen auszulösen. Saugt ein Neugeborenes an den Milchdrüsen der Mutter, wird ebenfalls Oxytocin bei ihr freigesetzt. Umgekehrt kommt es zur Ausschüttung dieses Hormons bei den Jungtieren, wenn die Mutter den Nachwuchs leckt. Beides fördert die Bindung zwischen den Generationen. Was bedeutet das? Tiere, die eine Bindung eingegangen sind, wollen und können auch auf engem Raum zusammenleben. Sie sind bereit, ihr Futter zu teilen und sich gegenseitig zu wärmen. Sie spielen gern miteinander und verteidigen einander auch bei Gefahr.

Fledermäuse können sowohl Kälteperioden als auch Nahrungsknappheit mit einem Energiesparschlaf überbrücken. Andere Tiere wie tropische Igel nutzen den Mechanismus, um Hitze und Wassermangel zu überstehen. Das Erstarren im Angesicht eines Fressfeindes ist als Überlebensstrategie ebenfalls weit verbreitet, wenn Kampf oder Flucht keine Aussicht auf Erfolg (mehr) bieten.

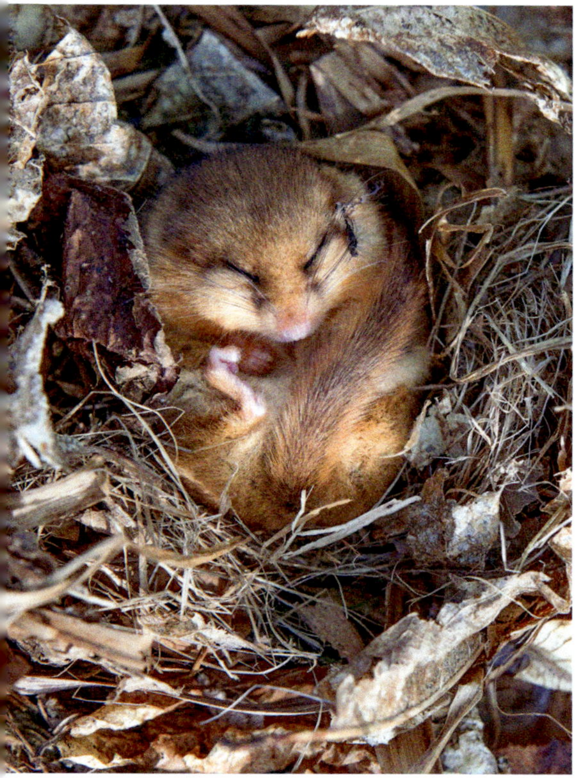

Immobilisierungsprogramme gibt es auch bei Säugetieren, etwa diesem Siebenschläfer im Winterschlaf.

Diese Reaktion wird oft als »Totstellen« bezeichnet, doch das ist nicht ganz richtig. Kein Tier kann sich verstellen und »so tun als ob«. Die Erstarrung geschieht unwillkürlich, und das betroffene Tier kann nicht entscheiden, wann es wieder erwacht. Die Regungslosigkeit kann eine letzte Überlebenschance sein. Man denke an eine Maus, die von einer Hauskatze gefangen wird. Eigentlich ist die Katze satt, aber das Futter im Napf befriedigt nur den Hunger, nicht den Jagdtrieb. Wenn die Maus tot erscheint, verliert die Katze oft das Interesse und verzieht sich wieder. Glück für die Maus, wenn sie sich erst wieder regt, nachdem die Luft rein ist. Dank der Erstarrung ist sie noch einmal davongekommen.
Für die Säugetiere ist das Erstarren gefährlicher als für die Reptilien. Sie können den Sauerstoffbedarf des Gehirns nicht so weit absenken wie die Schuppentiere. Je länger der sogenannte Shutdown (»Schreckstarre«) dauert, desto größer ist das Risiko, dass es dem System nicht mehr gelingt, wieder hochzufahren – und wenn ein Tier mehrfach kurz hintereinander in Lebensgefahr gerät, dauert es von Mal zu Mal länger.
Beim Übergang von der Erstarrung zurück zum gut regulierten Alltagszustand treten bei Tieren interessante Phänomene auf. Wissenschaftler, die ihre Fachartikel meist in englischer Sprache verfassen, bezeichnen sie als *discharge*, was wörtlich übersetzt »Entladung« heißt. Auf **Seite 37** werden Sie mehr über diesen Mechanismus erfahren.

Der Mensch, das am höchsten entwickelte Säugetier

Charles Darwin war ein englischer Naturforscher und trug im 19. Jahrhundert mit seinen Forschungsreisen maßgeblich zur Entwicklung der Evolutionstheorie bei. Er behauptete zwar nicht als Erster, dass Menschen und Affen verwandt seien und gemeinsame Vorfahren hätten. Aber als er im Jahr 1871 ein Buch mit dem Titel *Die Abstammung des Menschen und die geschlechtliche Zuchtwahl* veröffentlichte, war dies für viele religiös geprägte Menschen ein Skandal. Noch heute glauben einige religiöse Gruppierungen, die Schöpfungsgeschichte habe sich so zugetragen, wie die Bibel sie beschreibt.
Aber die wissenschaftliche Beweisführung ist lückenlos und überzeugend: Der Mensch ist ein Säugetier, und letztlich ist sein Nervensystem genauso organisiert wie das seiner Ahnen. Nur das menschliche Gehirn ist größer, und viele Prozesse sind komplexer als bei allen anderen Säugetieren.

DER ALTE PARASYMPATHIKUS: VERDAUEN UND ABSCHALTEN

Aus diesem Grund verfügt auch der Mensch über ein altes parasympathisches Nervensystem, das sich im besten Fall geräuschlos im Hintergrund um die Verdauungs- und Ausscheidungsprozesse kümmert. Er kennt verschiedene Formen der Immobilisierung. Es gibt einerseits angenehme Ruhezustände. Wir halten gern still, wenn wir liebkost werden, und bei Naturvölkern gibt es die verschiedensten Formen von sozialer Hautpflege. Personen, die sich nahestehen, suchen sich zum Beispiel gegenseitig nach Läusen ab oder entfernen Dornen und andere Fremdkörper, die man sich beim Umherstreifen in der Natur zuziehen kann. Dies kann zwei bis drei Stunden am Tag in Anspruch nehmen. In sogenannten zivilisierten Gesellschaften gibt es das nicht mehr, aber das Bedürfnis nach dieser Zuwendung ist nach wie vor lebendig. Es wird nun aber von einer ganzen Dienstleistungsbranche erfüllt – von Friseuren, Kosmetikerinnen, Nagelstudios, Fußpflegerinnen bis hin zu Masseuren. Über die Rolle des alten Parasympathikus bei angstvoller Erstarrung werden Sie auf **Seite 30f.** mehr erfahren.

ZÄHMUNG DES SYMPATHIKUS

Fast alle Kulturen kennen ritualisierte Veränderungen des Körpers: Es werden die Ohrläppchen oder Nasenflügel durchbohrt, die Haut tätowiert oder kleine Verletzungen gesetzt, um sogenannte Schmucknarben zu erzeugen. Dies ist ein besonderes Phänomen. Für gewöhnlich aktivieren Schmerzreize das sympathische Nervensystem, und wir reagieren reflexartig mit Abwehr oder Flucht. Doch im Fall der genannten Manipulationen, die zu sogenannten Initiationsritualen gehören, kommt es darauf an, stillzuhalten. Es ist gewissermaßen eine besondere Trainingseinheit in der Beherrschung der aggressiven oder defensiven Impulse des Sympathikus.

Diese Form der Selbstbeherrschung war nicht nur in archaischen Stammesgesellschaften von allergrößter Bedeutung für den sozialen Zusammenhalt. Deshalb gibt es in neuzeitlichen Kulturen auch viele weniger schmerzhafte Optionen, um bewusst Zustände hoher, aber kontrollierter sympathischer Aktivität herbeizuführen: Spiel, Sport und Wettkämpfe. Allerdings bleibt ein gewisses Restrisiko bestehen, dass die Situation kippen und es zum Beispiel auf dem Fußballplatz zu tätlichen Auseinandersetzungen kommen kann. Abgesehen davon gibt es im Alltag kaum noch Gelegenheiten, das Potenzial des Sympathikus auszuschöpfen. Denn der Mensch lebt nicht mehr von der Jagd, und die meisten schweren körperlichen Arbeiten vom Ackerbau über den Bergbau bis hin zum Hausbau werden inzwischen ganz oder teilweise von Maschinen erledigt.

Doch ein Leben ohne »Action« wird schnell langweilig. Dies erklärt, weshalb eine ganze Industrie entstanden ist, um das menschliche Bedürfnis nach Nervenkitzel zu befriedigen. Da gibt es aufregende Fahrgeschäfte auf Volksfesten und in Freizeitparks, Krimis und Thriller als Buch oder Film, eine Vielzahl von kämpferischen Videospielen und sogar Risikosportarten: Menschen, die nicht in einem beängstigenden Umfeld leben müssen, suchen nach anderen Möglichkeiten, Zustände der Erregung herbeizuführen. Denn wenn die Angst ausgestanden und alles gut gegangen ist, folgt darauf ein Gefühl des Triumphs.

DER NEUE PARASYMPATHIKUS: NUR IN SICHERER UMGEBUNG AKTIV

Zu guter Letzt ist das neue parasympathische System beim Menschen noch weiter entwickelt und noch enger mit der Funktion der anderen Hirnnerven verflochten als bei allen anderen Tieren. Denn das, was er von allen Arten am besten beherrscht, ist das Feld der sozialen Kooperation und Kommunikation. Das neue parasympathische System kann nur in einer Umgebung voll aktiviert werden, die frei von Bedrohung ist. Das Stillen erzeugt bereits in den ersten Lebenstagen eine enge Verknüpfung zwischen der Nahrungsaufnahme und der Stärkung sozialer Bindung. Aus diesem Grund fördern gemeinsame Mahlzeiten im Kreise der Familie und Freunde den Zusammenhalt. Die Bedeutung des gemeinsamen Essens kann auch für die Paarbildung und -bindung nicht hoch genug eingeschätzt werden. Eine Einladung in ein gutes Restaurant oder ein gemütliches Café ist der perfekte Rahmen für die erste Verabredung. Darüber hinaus gewinnt jedes Fest und jedes romantische Zusammensein durch die passende Musik. Dies schlägt sich sogar in der Sprache nieder: Nicht umsonst bezeichnet das Wort »Stimmung« die emotionale Atmosphäre einer Situation, und es gibt den Ausdruck, dass sich Menschen aufeinander »einstimmen« können. Was dem Ohr gefällt, streichelt auch die Seele! Hinzu kommt: Nur in diesem Regulationszustand können wir tief und erholsam schlafen und uns regenerieren.

KOMPLEXE SYSTEME

Komplexe Systeme sind mehr als nur kompliziert: Sie haben die Fähigkeit, sich selbst zu regulieren, und dadurch sind sie lern- und anpassungsfähig. Kleine Veränderungen können durch Rückkopplung eine große Wirkung entfalten.

Mit seinen Schriften zur klassischen Mechanik begründete der englische Naturforscher Isaac Newton das linear-kausale Denken, das auch heute noch die Naturwissenschaften beherrscht. In der Festkörperphysik sind Prozesse vorherseh- und berechenbar und damit auch steuer- und kontrollierbar. Die Erklärungsmodelle folgen einem geradlinigen Ursache-Wirkungs-Prinzip.

Aber schon in den Bereichen der Quantenphysik und der Chemie ist festzustellen, dass diese Regeln nicht für alle Systeme gelten. Nicht immer lässt sich mit absoluter Wahrscheinlichkeit voraussagen, was in einer bestimmten Situation passieren wird. Die Erklärungsmodelle sind stochastisch, also von Wahrscheinlichkeitsregeln bestimmt.

Bei lebenden Organismen muss man noch bescheidener werden. Sie sind nicht nur kompliziert, sondern komplex. Wie die Ausführungen zur Evolution zeigen, lässt sich zum Beispiel nicht vollständig erklären, warum sich die Phylogenese so und nicht anders abgespielt hat (**siehe Seite 9 ff.**).

Es folgt eine kurze Übersicht über die besonderen Eigenschaften komplexer Systeme:

- Sie bestehen aus einzelnen Teilen, die in Wechselwirkung zueinander stehen.
- Lokale Wechselwirkungen und Rückkopplungen können sich global auswirken.
- Sie verhalten sich nicht linear, und schon kleine Unterschiede bei den Ausgangsbedingungen können zu extrem unterschiedlichen Endergebnissen führen.
- Sie zeigen eine sogenannte Pfadabhängigkeit: Ihr zeitliches Verhalten ist sowohl vom aktuellen Zustand als auch der Vorgeschichte des Systems abhängig.
- Es handelt sich üblicherweise um offene Systeme. Das heißt, sie benötigen einen Durchfluss an Energie und Materie, der so gesteuert ist, dass die inneren Bedingungen immer relativ konstant bleiben. Dies wird als Homöostase oder Fließgleichgewicht bezeichnet.
- Ihre Stabilität beruht auf Selbstorganisation und Selbstregulation. Sie streben nach innerer Balance und Harmonisierung.
- Sie sind anpassungsfähig und damit in der Lage, Informationen zu verarbeiten und neue Eigenschaften hervorzubringen. Man könnte auch sagen, sie sind lernfähig.

DER SCHALTPLAN DES VEGETATIVEN NERVENSYSTEMS

Die Steuerungszentralen des vegetativen Nervensystems befinden sich im Hirnstamm, dem ältesten Teil des Gehirns. Das Kerngebiet des alten Anteils des parasympathischen Systems liegt dabei weiter hinten (lateinisch *dorsal*), das des neuen Anteils weiter vorn (lateinisch *ventral*). Deshalb wird in vielen Fachtexten von einem dorsalen und einem ventralen Vagus gesprochen. Das ist nicht ganz korrekt, da das alte parasympathische Nervensystem den Vagusnerv nur für einen Teil seiner Fasern als Leitungsbahn nutzt. Der andere Teil seiner Fasern erreicht über das auf der Vorderseite des Kreuzbeins entspringende Splanchnikusgeflecht den Enddarm, die Blase und die Sexualorgane.
Das sympathische Nervensystem schickt die Fasern über den sogenannten Grenzstrang neben der Wirbelsäule an die Zielorgane.

Das Splanchnikusgeflecht

An der Vorderseite des Kreuzbeins treten im Bereich des zweiten bis vierten Sakralwirbels zu beiden Seiten je drei Nervenwurzeln aus. Sie bilden ein Geflecht rund um Enddarm und Blase, die Vagina (Scheide) bei der Frau und die Prostata (Vorsteherdrüse) beim Mann. Diese Organe liegen im kleinen Becken eng beieinander. Anschließend ziehen einige Nervenfasern um den absteigenden Dickdarm herum nach oben bis unter den linken Rippenbogen. In diesen Leitungsbahnen verlaufen fast ausschließlich Fasern des alten parasympathischen Systems.

Der Vagusnerv

Der Vagus ist der zehnte Hirnnerv (**siehe Seite 64 f.**). Seine Wurzeln entspringen rechts und links aus dem Hirnstamm und verlassen den Schädel durch das sogenannte Drosselloch im Bereich der hinteren Schädelbasis, gemeinsam mit zwei weiteren Hirnnerven und einer großen Vene, die sauerstoffarmes Blut zurück zum Herzen transportiert. Danach läuft er parallel zu dieser Vene an beiden Seiten des Halses nach unten und findet Anschluss an die Speiseröhre, mit der er durch den Brustkorb bis zum Zwerchfell verläuft. Unterwegs zweigen zahlreiche Endäste ab, die unter anderem zum Kehlkopf, zum Herzen und zur Lunge ziehen. Unterhalb des Zwerchfells vereinigt sich der Vagusnerv im Sonnengeflecht mit Fasern des sympathischen Nervensystems. Die vegetativen Nerven folgen nun dem Verlauf der Arterien, die aus der Hauptschlagader abzweigen, zu beinah allen Organen im Bauchraum. Das Einflussgebiet des Vagusnervs endet mit dem quer verlaufenden Dickdarm unter dem linken Rippenbogen. Im Vagusnerv finden sich Fasern aus den beiden Kerngebieten des parasympathischen Systems. Oberhalb des Zwerchfells dominiert der Einfluss des ventralen Kerns (also des neuen parasympathischen Systems), unterhalb der des dorsalen Kerns (also des alten parasympathischen Systems).

Die Sympathikusnerven

Zwischen dem ersten Brustwirbel und dem zweiten Lendenwirbel entspringen auf Höhe jedes Wirbelkörpers mit den Spinalnerven auch Fasern des Sympathikus aus dem Rückenmark. Sie bilden rechts und links der Wirbelsäule eine Kette sogenannter Ganglien (»Nervenknoten«), die auch als sympathischer Grenzstrang bezeichnet wird. Von dort aus ziehen die Fasern zum Teil gemeinsam mit Fasern des Parasympathikus und Blutgefäßen weiter zu ihren Zielstrukturen. Auf diese Weise lässt sich jedes Organ klar bestimmten Abschnitten der Wirbelsäule zuordnen.

EINE STANDLEITUNG ZUM GEHIRN

Geht man genauer ins Detail, findet man heraus, dass nur 20 Prozent der Fasern des Vagusnervs vom Gehirn zum Körper verlaufen, um den Organen Funktionsanweisungen zu geben. 80 Prozent – der deutlich größere Teil – seiner Fasern ziehen in umgekehrter Richtung von den Organen hinauf zum Gehirn. Sie haben die Aufgabe, die Zentrale ständig über den Zustand der Organe auf dem Laufenden zu halten.

Dieser Schaltplan zeigt die Anteile des vegetativen Nervensystems und welche Organe sie versorgen.

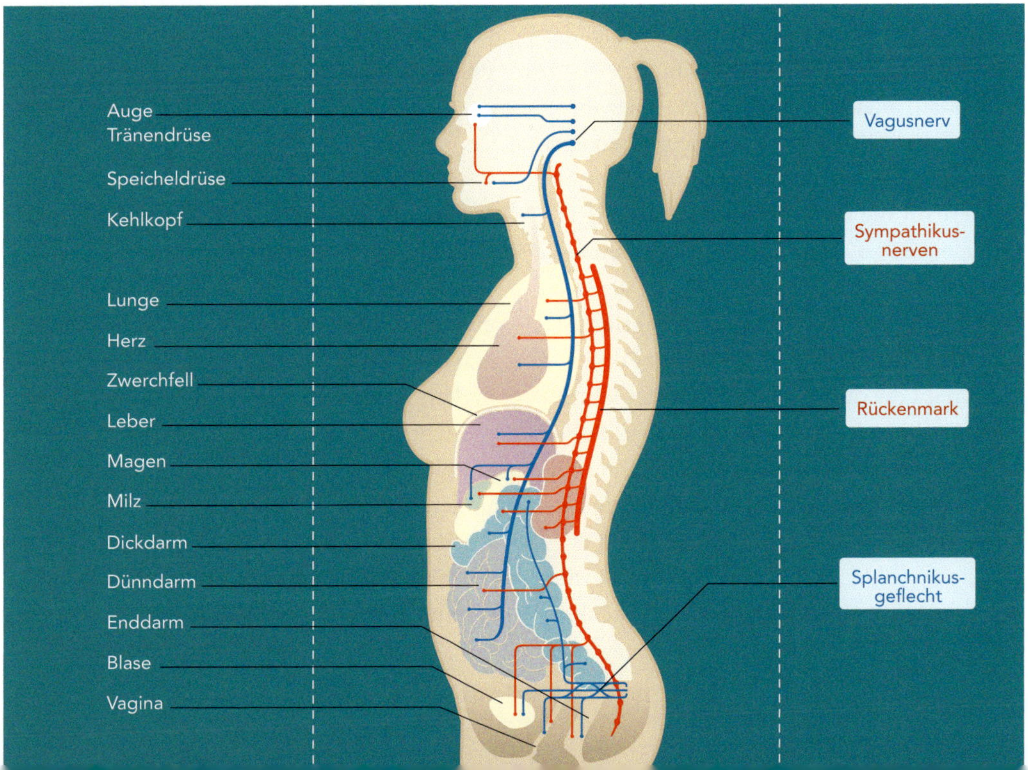

DIE POLYVAGAL-THEORIE IM ÜBERBLICK

Es ist das große Verdienst des amerikanischen Wissenschaftlers Stephen Porges, dass er die Bedeutung der Erkenntnisse von Evolutionsbiologen und Verhaltensforschern für das medizinische Fachgebiet entdeckt und erforscht hat.

DIE ZWEI GESICHTER DES VAGUSNERVS

Noch bis Ende des 20. Jahrhunderts wurde das vegetative Nervensystem in medizinischen Lehrbüchern als ein duales System aus Sympathikus und Parasympathikus dargestellt. Es gab kein Bewusstsein dafür, dass das parasympathische Nervensystem einen älteren (**siehe Seite 15**) und einen jüngeren Anteil hat (**siehe Seite 16**). Die Entdeckung, dass eine Überaktivität des entwicklungsgeschichtlich alten Systems für eine Vielzahl von körperlichen und auch psychischen Problemen verantwortlich sein kann, war insbesondere für die Entwicklung von gezielten therapeutischen Methoden für traumatisierte Menschen von Bedeutung.

Die Polyvagal-Theorie (*poly* ist das griechische Wort für »viele«) von Stephen Porges beschreibt die drei Systeme als Stufenleiter. Auf der obersten Stufe – hohe Aktivität des neuen parasympathischen Systems und optimale Voraussetzungen für soziale Interaktionen – können wir uns nur halten, wenn wir uns sicher fühlen. Wenn wir bedroht werden, bewegen wir uns zunächst auf die Stufe des Sympathikus (Übererregung). Bei extremer Gefahr droht ein Abrutschen auf die Stufe des alten parasympathischen Systems (Untererregung, Shutdown). Dort angekommen, kann man nicht direkt in einen ventralvagalen Zustand zurückkehren, sondern muss Stufe für Stufe bewältigen. Der Rückweg führt immer über einen zumindest milden Erregungszustand mit Beschleunigung von Puls und Atmung sowie motorischen Phänomenen wie Zittern und Zucken.

SOZIALE BINDUNG: FÜR DEN VAGUS UNERLÄSSLICH

Stephen Porges betonte auch die wesentliche Bedeutung einer gelungenen Bindung zwischen Eltern und Kind für die Entwicklung eines gesunden vegetativen Nervensystems. Darüber hinaus unterstrich er die Notwendigkeit positiver Sozialkontakte für die körperliche und psychische Gesundheit. Leider entwickeln sich die westlichen Industrienationen diesbezüglich in eine eher ungesunde Richtung: Die Betonung von Autonomie und Individualität, von Konkurrenz statt Kooperation bedroht unser Wohlbefinden.

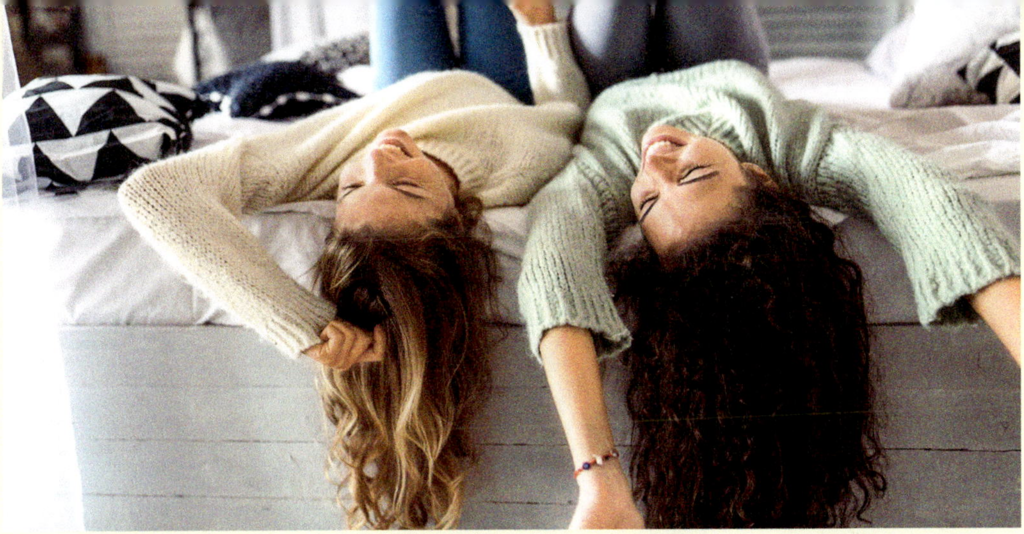

Positive Sozialkontakte aktivieren das neue parasympathische System und lassen den Vagus aufleuchten.

Teilsystem des vegetativen Nervensystems	Neues parasympathisches System	Sympathisches System	Altes parasympathisches System
Wichtigste Leitungsbahn	Vagusnerv oberhalb des Zwerchfells	Sympathischer Grenzstrang	Vagusnerv unterhalb des Zwerchfells und die Splanchnikusnerven
Globaler Funktionszustand	Social Engagement	Aktivierung / Mobilisierung	Inaktivierung / Immobilisierung
Ausprägungsformen in sicherer Umgebung	Entspanntes Zusammensein mit Mitmenschen, Gespräche, gemeinsam essen und trinken, singen und lachen, Gefühl von Verbundenheit	Körperliche Arbeit, Jagd, Spiel und Sport, Abenteuer erleben, Achterbahn fahren, Actionfilme ansehen, Anbahnung einer sexuellen Begegnung	Soziale Hautpflege, Wellness, Tiefenentspannung, Kuscheln nach der sexuellen Vereinigung
Wichtige Botenstoffe (Hormone / Neurotransmitter) für diesen Zustand	Serotonin, GABA	Cortisol, Dopamin	Oxytocin
Ausprägungsformen in bedrohlicher Umgebung		Mobilisierung mit Wut: Kampf Mobilisierung mit Angst: Flucht	Unterwerfung, Erstarrung, Ohnmacht und Dissoziation
Wichtige Botenstoffe (Hormone / Neurotransmitter) für diesen Zustand		Adrenalin	Endorphine

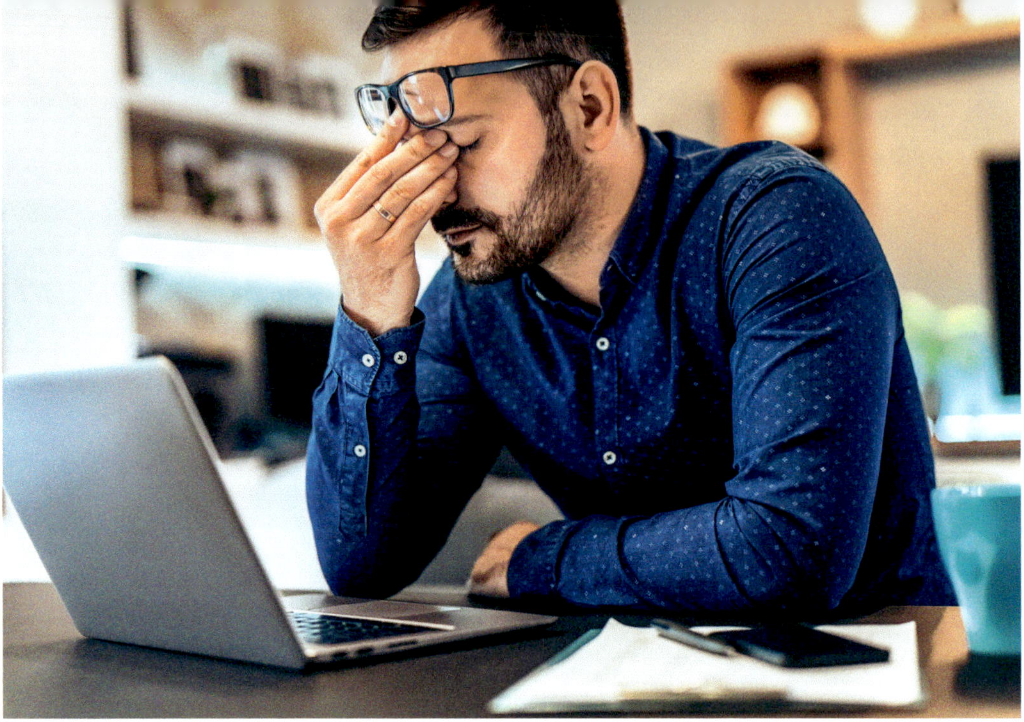

FUNKTIONSSTÖRUNGEN UND IHRE URSACHEN

Einige Bücher über den Vagusnerv führen alle Regulationsprobleme auf eine Irritation des Nervs im Bereich der Schädelbasis oder des Kopfgelenks zurück, das von den obersten beiden Halswirbeln gebildet wird. In einzelnen Fällen kann es natürlich passieren, dass durch einen Sturz auf den Hinterkopf, durch ein Geburtstrauma oder aber durch eine Beschleunigungsverletzung der Halswirbelsäule (»Schleudertrauma«) der Vagusnerv unter so starken mechanischen Druck oder Zug gerät, dass er dadurch in seiner Funktion beeinträchtigt wird. In der überwiegenden Zahl der Fälle rühren die Probleme aber nicht von einer solchen Störung des »Leitungskabels« her. Vielmehr ist die Steuerung des komplexen Systems durcheinandergeraten, und das kann viele verschiedene Ursachen haben.

EINE FRAGE DES GLEICHGEWICHTS

Wie wir wissen, gibt es keinen Regulationszustand des vegetativen Nervensystems, der grundsätzlich schlecht oder ungesund ist. Sie haben alle ihren Sinn und Zweck. Der Mensch ist nicht aussschließlich dafür geschaffen, die angenehmen Seiten des Lebens zu genießen. Er kann auch Durststrecken und Krisen überstehen. Niemand wird krank, weil er ab und zu etwas Bedrohliches erlebt oder Grund zu maßloser Wut hat. Wer im Großen und Ganzen gesund ist, übersteht sogar den unangenehmsten Regulationszustand – eine Immobilisierung mit Angst, etwa einen langwierigen Eingriff beim Zahnarzt – ohne langfristige negative Folgen.

Für die Fähigkeit, schlechte Zeiten nicht nur zu überleben, sondern vielleicht sogar gestärkt daraus hervorzugehen, gibt es in der Psychologie den Begriff der Resilienz (»psychische Widerstandsfähigkeit«). Es ist alles eine Frage des Gleichgewichts: Nach Phasen der verstärkten Aktivität des sympathischen Nervensystems oder nach Situationen angstvoller Erstarrung brauchen wir eine angemessene Zeit, in der sich das neue parasympathische System wieder ungestört entfalten kann, sodass wir uns erholen und neue Kräfte sammeln können. Zu viel Angst und Stress können ebenso zur Dysregulation (»Regulationsstörung«) führen wie zu wenige Erlebnisse, die das neue parasympathische System aktivieren und den Organismus entspannen.

Zu viele Reize

Die Evolution ist ein sehr langsamer Vorgang. Dagegen legte die kulturelle Entwicklung der Menschheit in den vergangenen 10 000 Jahren ein vergleichsweise atemberaubendes Tempo vor. Gerade in den letzten 100 Jahren haben sich die Lebensumstände der Menschen radikal verändert. Unser Gehirn, das weitgehend mit dem der Steinzeitmenschen identisch ist, steht völlig neuen Anforderungen gegenüber. In meiner Praxis sehe ich immer wieder Personen mit klaren Stresssymptomen, die mir glaubhaft versichern, in ihrem Leben gebe es keine besonderen Belastungen. Sie unterschätzen, dass schon das Leben in einer Großstadt im 21. Jahrhundert eine Reihe von Stressoren für das vegetative Nervensystem mit sich bringt: Es wird nie richtig dunkel. Es wird nie richtig still. Jeden Tag treffen wir im öffentlichen Raum auf mehr fremde Menschen, als ein Jäger und Sammler im ganzen Leben sah. Tagtäglich sollen wir unglaubliche Informationsmengen verarbeiten. Viele von uns werden ständig bei einer Tätigkeit unterbrochen und sollen sich in Sekundenschnelle auf ein anderes Thema einstellen. Topmanager müssen ungefähr alle acht Minuten den Fokus ihrer Aufmerksamkeit verschieben und sollen trotzdem alle Fäden in der Hand behalten. In den letzten Jahrzehnten hat sich die durchschnittliche Schlafdauer der Deutschen von acht auf sieben Stunden pro Nacht reduziert, und viele haben ein ganz erhebliches Schlafdefizit.

Zu viel Arbeit – oder einfach nicht die richtige?

Ob Sie's glauben oder nicht: Es ist wissenschaftlich belegt, dass Arbeit glücklich macht. Dies gilt allerdings nur unter bestimmten Bedingungen. Unsere Arbeit darf uns durchaus geistig wie körperlich anstrengen, und sie soll unser Wissen und Können sogar fordern. Vorausgesetzt, die Aufgaben sind lösbar! Nur dann sind wir nach getaner Arbeit auch zufrieden, vielleicht sogar stolz, und finden mühelos in die Entspannung.

Leider werden Tätigkeiten, die diese Art von Erfüllung bieten, im 21. Jahrhundert immer seltener. Selbst Berufe, die viel mit innerer Berufung zu tun haben sollten, werden zunehmend wirtschaftlichen Zwängen unterworfen. Arbeitsabläufe werden verdichtet, und fast täglich ist mehr zu tun, als im Rahmen der regulären Arbeitszeit zu schaffen ist. Die Menschen haben immer öfter das Gefühl, in einem Hamsterrad zu stecken, das sich unaufhörlich weiterdreht. Es arbeiten immer mehr Menschen zu Hause (Stichwort: Homeoffice), und die Verbreitung moderner Kommunikationsmittel erschwert die klare Abgrenzung von Arbeit und Freizeit und damit das Umschalten vom sympathischen Modus auf die Entspannung. Denn Sie wissen ja: Nur wer sich sicher fühlt, kommt in den neuen parasympathischen Modus (**siehe Seite 16**). Doch wer ständig erreichbar sein muss, kann sich seiner Ruhe nie wirklich sicher sein.

Am schlimmsten ist es, wenn Menschen einer Arbeit nachgehen müssen, mit der sie sich kaum identifizieren können, die sie nicht interessiert, sie langweilt oder sogar wichtigen persönlichen Wertvorstellungen zuwiderläuft. Die sogenannte »selbstwidersprochene Anstrengung« tut uns überhaupt nicht gut.

DIE STRESSHORMONE CORTISOL UND ADRENALIN

Cortisol ist das Hormon, das uns hilft, normale Alltagsaktivitäten und leichte bis mäßige Belastungen zu bewältigen. Es hebt den Blutdruck an und erhöht den Blutzucker- und den Blutfettspiegel, um »Brennstoff« für die Muskeln bereitzustellen. Darüber hinaus hat es eine entzündungshemmende Wirkung.

Der Cortisolspiegel hat eine deutliche Tagesrhythmik: Morgens wird am meisten davon produziert, nach einem Mittagstief gibt es einen zweiten Gipfel am Nachmittag, und abends ab 18 Uhr möchte die Nebennierenrinde Feierabend machen. Wer bis in die Nacht hinein arbeitet oder abends intensiv trainiert, verkürzt die Regenerationszeit der Nebennieren, was zum Burn-out führen kann.

Das Hormon zur Aktivierung des Notfallmodus heißt Adrenalin und wird im Mark der Nebenniere produziert. Seine Ausschüttung versetzt den Körper in Sekundenbruchteilen in maximale Leistungsbereitschaft. Logisch denken können wir dann leider nicht mehr so gut.

Zu viele Konflikte

Wo viele Menschen auf engem Raum zusammenleben, häufen sich die Konflikte. Wenn ein großer Teil von ihnen auch noch unter ständigem Zeitdruck steht, fällt es ihnen noch schwerer, Rücksicht aufeinander zu nehmen. Bei vielen Leuten führt bereits der tägliche Weg zur Arbeit zu einer unangenehmen Aktivierung des Sympathikus.

Auch am Arbeitsplatz sind Konflikte an der Tagesordnung. Wie bei unseren tierischen Vorfahren lassen zwei Themenkomplexe den »Kampfmodus« anspringen: Revier und Rangordnung. Der Mensch als intellektuelles Wesen wendet das Konzept des eigenen Reviers (»mein Büro«, »mein Schreibtisch«) ganz unwillkürlich auch im übertragenen Sinne an (»mein Projekt«, »mein Zuständigkeitsbereich«). Mischt sich ein Kollege ungebeten ein, gibt es Ärger. Wenn dieser Kollege auch noch ein Rivale ist und um eine Beförderung konkurriert, gerät das Sympathikussystem entsprechend stärker in Wallung. Aggressive Impulse können in der professionellen Umgebung natürlich nicht körperlich ausgelebt werden, und mit bissigen Bemerkungen muss man ebenfalls vorsichtig sein. Dies erhöht den inneren Druck.

Am problematischsten aber wirken sich Konflikte im privaten Bereich auf den menschlichen Organismus aus. Wenn man nach einem heftigen Streit mit dem Partner das gemeinsame Bett teilen muss, ist dies keine gute Voraussetzung für die nächtliche Erholung.

Zu wenig Nähe

Ein Leben als Single ist ebenfalls schwierig für das vegetative Nervensystem. Unter *social engagement* versteht man das zugewandte Zusammensein mit Menschen, die wir gernhaben, wenn wir uns zum Beispiel unterhalten, gefühlsmäßig aufeinander einstimmen, gemeinsam lachen, Blickkontakt aufnehmen und uns ab und zu liebevoll berühren. Diese Form des Kontakts ermöglicht die stärkste natürliche Aktivierung des neuen parasympathischen Systems. Kommt dazu auch noch eine Mahlzeit auf den Tisch, die appetitlich riecht und köstlich schmeckt, befindet sich unser Organismus im Glückszustand. Übrigens: Die meisten Menschen schlafen besser,

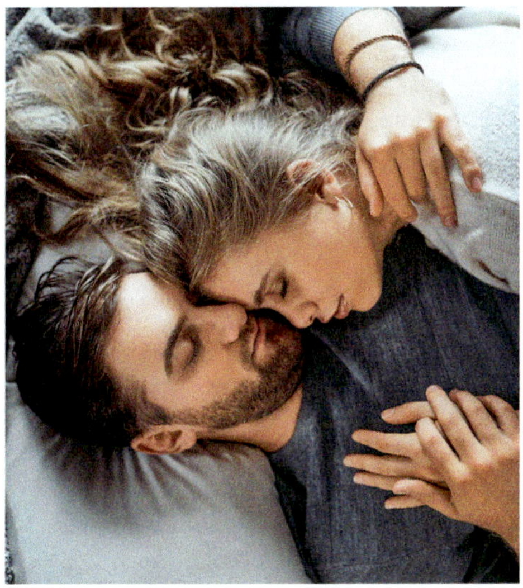

Geteilte Entspannung ist doppelte Entspannung: Der neue Parasympathikus braucht Geborgenheit.

wenn ein vertrauter und vertrauenswürdiger Mensch im Haus ist. Wer dies entbehren muss, muss sich umso stärker um einen Ausgleich zum anstrengenden Alltag bemühen.

UNZUREICHEND ERLERNTE REGULATION

Am wichtigsten sind Nähe und Social Engagement in den ersten Lebensjahren, denn der Mensch ist kein Nestflüchter. Nach der Geburt dauert es etwa 14 Jahre, bis er ausgewachsen ist. Bis das Gehirn und damit auch die Persönlichkeit voll ausgebildet sind, vergehen sogar mehr als zwanzig Jahre.
Ein Säugling hat so gut wie keine Möglichkeit, sein System selbst zu regulieren. Er kann lediglich wahrnehmen, wenn sein homöostatisches Gleichgewicht allmählich kippt – wenn er hungrig oder durstig ist, wenn es ihm zu kalt oder zu warm ist, wenn er sich gelangweilt oder überreizt fühlt, wenn er herumgetragen werden möchte oder aber seine Ruhe braucht. Er kann seine Bedürfnisse nur ganz allgemein durch Weinen und Schreien ausdrücken. Kinder sind darauf angewiesen, dass ihre Eltern einfühlsam genug sind zu erkennen, was sie gerade brauchen; und dass sie auf ihre Bedürfnisse eingehen, bis sie sich wieder beruhigt haben. Dieser Vorgang wird Co-Regulation genannt.
Diese Abhängigkeit von den Betreuungspersonen bleibt jahrelang bestehen. Später kommen auch noch verschiedene psychologische Bedürfnisse dazu. Kinder brauchen Ermutigung und Bestätigung beim Entdecken der Welt, Schutz und Trost bei Konflikten mit Geschwistern und Spielkameraden, und sie brauchen gesunde Grenzen.
Nur wer als Kind ausreichend positive Erfahrungen machen konnte, hat gute Voraussetzungen dafür, später als Erwachsener entsprechend gut für sich zu sorgen. Perfekte Eltern sind dafür übrigens gar nicht nötig, denn schließlich sollte man auch eine gewisse Frustrationstoleranz erwerben.

Zu wenig Gespür für sich selbst

Schwere Defizite bei der elterlichen Fürsorge, vor allem längere Trennungen von der Mutter oder anderen primären Bezugspersonen in den ersten Wochen und Monaten, führen beim Säugling dazu, dass der alte Parasympathikus dominiert. Das Kind hat schreckliche Angst, aber Kampf und Flucht sind keine Option. Es ist vollkommen hilflos, und wenn das Weinen nichts nützt, wird auch das irgendwann aufgegeben.
Zum Glück machen Kinder selten extreme Mangelerfahrungen. Allerdings haben viele Menschen, die vor Ende der Siebzigerjahre in Deutschland geboren wurden, mehr Trennungen erlebt, als gut für sie war. In der ersten Hälfte des 20. Jahrhunderts waren eine militärische Grundhaltung sowie der Glaube an Autoritäten und die Bedeutung von Ordnung und Disziplin weit verbreitet. Die Einstellung machte auch vor der Kinderstube nicht halt.

Nach der Machtergreifung durch die Nationalsozialisten im Jahr 1933 wurde die Erziehung zur Härte auf die Spitze getrieben. Es bürgerte sich ein, Kinder nicht mehr zu Hause, sondern in einer Geburtsklinik zur Welt zu bringen. Dort wurden Mütter und Kinder gleich nach der Entbindung voneinander getrennt. Die Mütter schliefen auf der einen Seite des Ganges, die Kinder – so sie schlafen konnten – auf der anderen. Gestillt wurde nach der Uhr im Vier-Stunden-Rhythmus, nicht wenn ein Kind vor Hunger schrie. Auf Sauberkeitserziehung wurde größter Wert gelegt. Weinende Kinder wurden nicht herumgetragen, und es wurde nicht gekuschelt. Dafür gab es das Wort »verzärteln«. Ein Kind im Bett der Eltern, weil es sich allein im Dunkeln fürchtet? Damals undenkbar! Auch nach dem Ende des Nationalsozialismus dauerte es noch Jahrzehnte, bis die enorme Bedeutung von sicheren frühen Bindungserfahrungen für die psychische und körperliche Gesundheit der Menschen erkannt wurde.

Bis Ende der Sechzigerjahre wurden Kinder, die stationär im Krankenhaus behandelt werden mussten, von den Eltern getrennt, obwohl sie ihre Unterstützung in dieser beängstigenden Situation so dringend gebraucht hätten. Das sogenannte Rooming-in wurde erst nach dem Jahr 1969 in einzelnen Kliniken angeboten. Bis sich diese neue Praxis flächendeckend durchsetzte und auch auf den Entbindungsstationen übernommen wurde, vergingen weitere 15 bis 20 Jahre.

Kaum medizinische Beachtung

Die dysregulierende Wirkung früher Trennungen findet trotz ihrer psychosomatischen Folgen bei Ärzten und Psychologen immer noch zu wenig Beachtung. Ein Rooming-in gibt es für Erwachsene mit solchen Kindheitserfahrungen nicht, obwohl sie sich nach schweren Operationen besser erholen würden, wenn der Ehe- oder Lebenspartner bei ihnen sein könnte. Zudem gibt es für die verheerenden Folgen von emotionaler Vernachlässigung, körperlichem und sexuellem Missbrauch noch immer keine eigene diagnostische Kategorie.

EIN UNMENSCHLICHES EXPERIMENT

Im 18. Jahrhundert wollte König Friedrich II. von Preußen wissen, welche Sprache Kinder entwickeln, wenn niemand mit ihnen spricht. Aus diesem Grund veranlasste er ein makabres Experiment: Die Ammen in einem Waisenhaus wurden angewiesen, einige Säuglinge lediglich zu füttern, zu wickeln und zu waschen. Sie sollten aber nicht weiter mit ihnen kommunizieren, weder mit Zeichen noch mit Lauten oder Worten. Das traurige Ergebnis: Alle diese Kinder starben, lange bevor sie das Alter erreichten, in dem die Sprachentwicklung einsetzt. Social Engagement ist lebensnotwendig!

DANACH WAR ALLES ANDERS

Wir haben es den Vietnamveteranen zu verdanken, dass heute zumindest die Folgen der Traumatisierung von Erwachsenen anerkannt sind. Sie werden unter der Bezeichnung der posttraumatischen Belastungsstörung (PTBS) zusammengefasst, und es wurden spezielle Therapiemethoden dafür entwickelt.
Nach dem Ersten und Zweiten Weltkrieg war nichts dergleichen geschehen. Die sogenannten Kriegszitterer waren Soldaten, die wegen ihrer schrecklichen Erlebnisse die Kontrolle über ihren Bewegungsapparat verloren hatten. Sie galten als Memmen und Drückeberger und wurden in Kliniken mit kalten Wassergüssen und Elektroschocks eher misshandelt als behandelt. Viele von ihnen litten still.
Von den über drei Millionen US-Amerikanern, die zwischen 1955 und 1975 im Vietnamkrieg im Einsatz waren, zeigten später Hunderttausende schwere gesundheitliche Schäden, die weit über die erlittenen körperlichen Verletzungen hinausgingen. Diese Kriegsveteranen litten nicht still, sondern kämpften für die Anerkennung ihres Leidens. Inzwischen verstand die Wissenschaft, was den Betroffenen widerfahren war, und die Gesellschaft war demokratisch genug, dass sich dieses Wissen nicht unterdrücken ließ. Es war eine wichtige Triebfeder der Friedensbewegung, die auch Europa erfasste und zu einer wachsenden Zahl von Kriegsdienstverweigerern sowie zu Massenprotesten gegen die Stationierung von Atomwaffen auf europäischem Boden führte.

Was uns traumatisiert

Das Wort Trauma kommt aus dem Griechischen und bedeutet wörtlich übersetzt »Verletzung«. Allerdings können auch Erlebnisse, die den Körper unversehrt lassen, eine traumatisierende Wirkung auf die Psyche haben. Neben bewaffneten Konflikten bergen alle anderen Formen von Gewalt wie Terroranschläge, Geiselnahmen, Entführungen, Raubüberfälle, Vergewaltigungen, Misshandlungen und vor allem Folter ein hohes Risiko, dass die Betroffenen in der Folge unter den Auswirkungen dieser traumatischen Erfahrungen leiden. Auch die Lebensbedingungen in einigen Kinderheimen, Internaten und Kasernen konnten bis in die jüngste Vergangenheit hinein traumatisierenden Charakter haben. Die körperliche und/oder psychische Gewalt, die dort von den Erziehern, Lehrern, Vorgesetzten oder auch Mitschülern ausging, war meist subtiler. Doch dafür zog sie sich über längere Zeiträume hin und erzeugte bei den Opfern vergleichbar starke Gefühle der Ohnmacht und des Ausgeliefertseins.
Weitere mögliche Auslöser für eine posttraumatische Belastungsstörung sind Naturkatastrophen und schwere Verkehrsunfälle. Manche Menschen gehen in ihrer Freizeit ganz erhebliche Risiken ein, sodass es in diesem Bereich ebenfalls zu körperlich wie psychisch folgenschweren Unglücken kommen kann: Menschen stürzen beim Gleitschirmfliegen oder beim Klettern ab, werden am Berg von einem schweren Unwetter überrascht oder

beim Skifahren von einer Lawine erfasst. Diese Aufzählung ließe sich noch mit vielen weiteren Beispielen beliebig fortsetzen.
In diesem Zusammenhang ist zu bedenken, dass das gleiche Ereignis nicht bei allen Menschen die gleiche traumatisierende Wirkung hat. Dies ist besonders dann festzustellen, wenn mehrere Personen vom gleichen oder von einem ähnlichen Unglück betroffen sind. Die unterschiedlichen Auswirkungen haben viel mit der bereits erwähnten Resilienz, also der seelischen Widerstandsfähigkeit der Einzelnen zu tun. Das Leben kann hier sehr ungerecht sein: Wer als Kind unter ungünstigen Bedingungen aufgewachsen ist, hat ein größeres statistisches Risiko, auch später wiederholt traumatisiert zu werden. Hinzu kommt, dass die Betreffenden diese Erfahrungen nicht so gut verarbeiten können.

Immer unter Strom

Art und Umfang der Dysregulation sind sowohl von der subjektiven Intensität der Angst als auch vom persönlichen Kontrollempfinden des Opfers abhängig. Die Kombination aus Todesangst und dem Gefühl, keinen Einfluss auf die Situation nehmen zu können, führt zu einer Übererregung des alten parasympathischen Systems, also zur Schreckstarre oder sogar zum Bewusstseinsverlust. Ist die Bedrohung weniger groß, sodass die Betroffenen noch Möglichkeiten sehen, sich zu schützen oder zu retten, wird in erster Linie das sympathische Nervensystem aktiviert.

Splitter der Erinnerung

Die Schwere des Traumas bestimmt auch, wie es der Einzelne erinnert. Unter Lebensgefahr kann das Gehirn das Geschehen nicht zusammenhängend, also mit einem klaren zeitlichen Ablauf und allen Sinneseindrücken (Bildern, Geräuschen und Körperempfindungen) abspeichern. Die Erinnerung ist fragmentiert (»zersplittert«) und besteht nur aus unzusammenhängenden Bruchstücken.
Macht der Betreffende zu einem späteren Zeitpunkt eine Erfahrung, die gewisse Ähnlichkeiten mit der traumatisierenden Situation aufweist, reagiert das Nervensystem entsprechend stark. Es kann zu sogenannten Flashbacks (»Wiedererleben«) kommen: Die Erinnerung an das Geschehene wird noch einmal so intensiv erlebt, als würde es gerade passieren. Dabei kommt es zu einer vergleichbar starken Erregung im vegetativen System – und leider gibt es keine Stopptaste, um ins Hier und Jetzt zurückzukehren.
Bei fragmentierten Erinnerungen kann es vorkommen, dass die Betroffenen nicht verstehen, warum sie plötzlich Herzrasen oder eine Schwindelattacke bekommen. Besonders Gerüche wirken subliminal, also bereits dann, wenn sie so schwach sind, dass sie nicht bewusst wahrgenommen werden. Vergleichbares gilt für sehr früh erlebte Traumatisierungen, denn das episodische Gedächtnis, das Erlebnisse so abspeichert, dass wir sie als Geschichte wiedergeben können, setzt erst ab dem dritten bis vierten Lebensjahr ein.

MEDIZINISCHES TRAUMA

Ärzte wollen helfen. Doch jede Therapie kann auch Nebenwirkungen haben. Deshalb kommt es darauf an, die unschönen Begleiterscheinungen und Folgen von Behandlungen auf das unvermeidbare Minimum zu begrenzen.

Sie kennen inzwischen einige Faktoren, die zu einem hohen Erregungszustand des Sympathikus und des alten Parasympathikus beitragen und uns traumatisieren können:

- Schmerzen
- Angst oder ein Gefühl der Bedrohung
- Kontrollverlust (wer dies schon einmal erlebt hat, hat noch mehr Angst davor)
- frühe Trennungen (wenn es frühe Trennungen gab, bleiben derartige Erfahrungen ein Leben lang schwierig)

Dieser Liste ist noch ein weiterer Stichpunkt hinzuzufügen, der einer ausführlicheren Erklärung bedarf: die Immobilisierung.

Bei einfachen Säugetieren lässt sich noch unmittelbar nachweisen, dass die erzwungene Immobilisierung das alte parasympathische System aktivieren und zum Shutdown, also zur unwillkürlichen Erstarrung führen kann. Wenn man ein Meerschweinchen mit dem Rücken voraus in eine Rinne legt, die verhindert, dass es von selbst zur Seite rollt, erstarrt es zunächst. Nach wenigen Minuten kommt es zu einer Orientierungsreaktion. Das Meerschweinchen beginnt, Augen und Kopf zu bewegen. Es wird sich seiner Lage bewusst und zappelt so lange, bis es aus der Rinne purzelt und wieder auf allen vieren steht, um anschließend davonzulaufen. Die Dauer der Schreckstarre hängt davon ab, wie es behandelt wird. Wenn man es sanft hochhebt und streichelt, bevor man es in die Rinne legt, geht es deutlich schneller, als wenn man es grob anpackt. Wird das Tier am Weglaufen gehindert und gleich wieder auf den Rücken gedreht, dauert die Erstarrung ungefähr 20 Minuten und damit deutlich länger als zuvor. Beim dritten Mal in unmittelbarer Folge erstarrt das Meerschweinchen bereits zwei Stunden lang.

ERZWUNGENE IMMOBILISIERUNG: SO REAGIERT DER MENSCH

Beim Menschen kann es zu vergleichbaren Konditionierungen kommen. Es kann leicht passieren, dass ein Kind eine Kombination der oben genannten Faktoren erfährt: Es fällt kopfüber vom Klettergerüst, ist kurz bewusstlos und weint dann vor Schmerz. Die besorgten Eltern rufen einen Krankenwagen, und ihre Angst überträgt sich auf das Kind. Für den Transport ins Krankenhaus müssen die Sanitäter es in Rückenlage fixieren. Um sicher sein zu können, dass alles in Ordnung ist, werden die Ärzte im Krankenhaus noch eine Schichtbilduntersuchung machen wollen. Bei Kindern ist dafür eine leichte Narkose erforderlich, da sie sonst nicht still genug liegen bleiben. Für das Kind bedeutet dies den kompletten Kontrollverlust und zumindest eine kurzfristige Trennung von den Eltern. Am Ende lautet die Diagnose auf schwere Gehirnerschütterung, und es werden zwei Tage Bettruhe verordnet. Das Kind muss weiter still liegen, und nicht immer hat ein Elternteil Zeit, um sich ans Bett zu setzen.

DIE ENTSTEHUNG UNGÜNSTIGER ASSOZIATIONSKETTEN

Erlebnisse wie dieses erzeugen eine assoziative Verknüpfung zwischen Schmerz, Angst, den Gefühlen des Kontrollverlusts und des Verlassenseins sowie der Immobilisierung. In komplexen Systemen kann dann eine dieser Empfindungen später auch die anderen hervorrufen. Jeder weitere medizinische Zwischenfall – insbesondere invasive Eingriffe mit Betäubung und Beatmung – wird diese Assoziationsketten weiter verstärken. Das Tragische daran ist: Je größer die Angst vor einer Operation oder einer anderen medizinischen Maßnahme, desto stärker gerät das System aus dem Gleichgewicht und desto größer ist das Risiko einer Komplikation, die dann möglicherweise einen weiteren Eingriff erforderlich macht. Ein Teufelskreis!

DER BESTE SCHUTZ IST SOCIAL ENGAGEMENT

Ärzte und Pflegepersonal können derartige unerwünschte Nebenwirkungen bei medizinischen Behandlungen am besten durch intensive menschliche Zuwendung lindern. Für sie empfiehlt sich folgendes Vorgehen:

- Auch wenn es manchmal schnell gehen muss: Nehmen Sie immer zuerst Blickkontakt mit der betreffenden Person auf und sprechen Sie sie persönlich an. Kündigen Sie möglichst jeden einzelnen Handgriff vorher an, und erläutern Sie Sinn und Zweck aller Maßnahmen.
- Wenn genügend Zeit ist: Klären Sie Patienten ausführlich auf. Beteiligen Sie sie an den Entscheidungen, räumen Sie Bedenkzeit ein, und nehmen Sie Ängste ernst.

Leider steht das Klinikpersonal oft unter so starkem Zeitdruck, dass eher Medikamente als Worte und nonverbale Möglichkeiten der Kommunikation eingesetzt werden, um die Patienten zu beruhigen.

Mein Tipp: Wenn Sie bereits traumatische Erfahrungen gemacht haben und ein weiterer operativer Eingriff unvermeidbar ist, sollten Sie Ihre Vorerfahrungen unbedingt zur Sprache bringen. Sprechen Sie dies vor allem den Anästhesisten gegenüber an, die für die Narkose zuständig sind. Denn es liegt in ihrer Verantwortung, Ihr vegetatives System vor, während und nach der Operation stabil zu halten. Daher lernen sie auch viel mehr über das Nervensystem als etwa die Chirurgen.

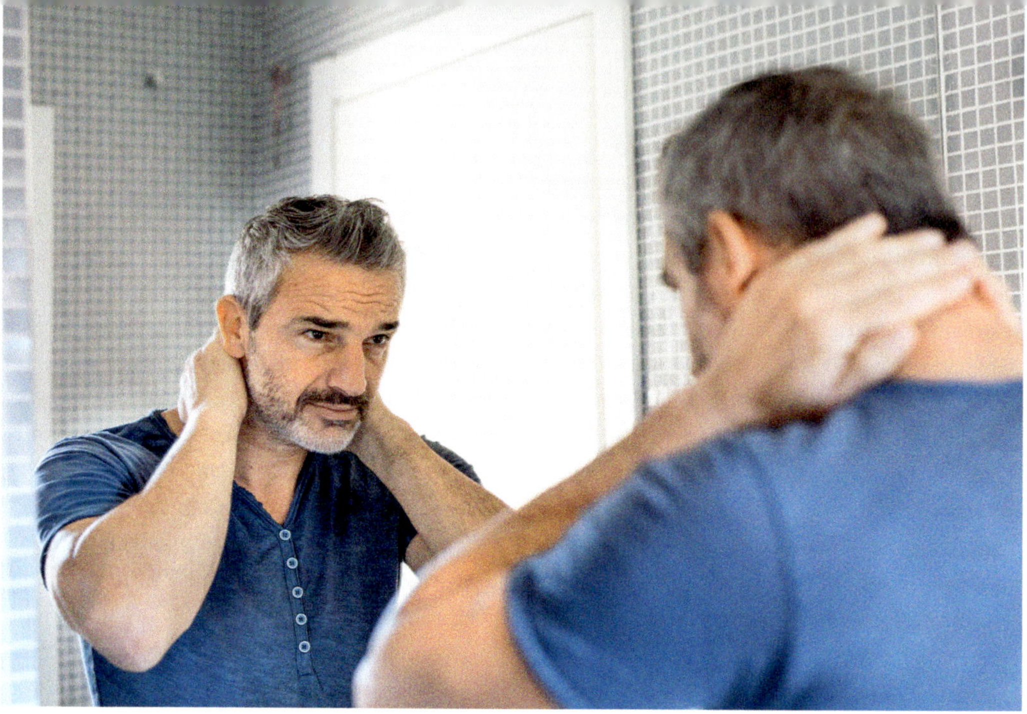

WIE IST IHR REGULATIONS-ZUSTAND?

Die drei Systeme – der alte Parasympathikus, der Sympathikus und der neue Parasympathikus – sind keine streng voneinander isolierten Daseinszustände. Daher kommt es recht häufig vor, dass unser Befinden eine Mischung daraus ist und Schaltkreise aus zwei oder gar allen drei Systemen gleichzeitig aktiv sind. Dabei ist es für das Verständnis wichtig, dass nicht nur das vegetative System auf Stress oder Bedrohung reagiert. Das somatische Nervensystem, das die Skelettmuskulatur steuert, ruft ebenfalls reflexartig passende Haltungs- und Bewegungsmuster auf. Die im Folgenden vorgestellten körperlichen Anzeichen zeigen, welches vegetative System gerade aktiv ist. Sie spiegeln zum Teil aber auch die Reaktion der Muskulatur auf die aktuelle Situation oder die Gefühlslage wider.

ALLES IM LOT

Ein Grundgefühl von Sicherheit ist die Mindestvoraussetzung dafür, dass das neue parasympathische System führend aktiv sein kann. Optimal ist, wenn man sich geschätzt und geliebt fühlt und gut in ein funktionierendes soziales Netz eingebunden ist.

Gut regulierte Menschen wirken entspannt. Sie haben eine lebendige Mimik. Wenn sie lächeln, heben sich nicht nur die Mundwinkel, sondern auch die Augenpartie signalisiert gute Stimmung. Sie nehmen Blickkontakt auf und können ihn gut halten. Ihre Stimme ist gut moduliert, das heißt, Tonhöhe und Lautstärke variieren mit dem Inhalt dessen, was mitgeteilt werden soll. Der Parasympathikus aktiviert Tränen- und Speicheldrüsen, sodass ihre Augen gut befeuchtet sind und ihr Speichel dünnflüssig und von angenehmem Geschmack ist. In einer ruhigen Minute können sich ihre Lider entspannt über ihren Augäpfeln schließen, die reglos in ihren Höhlen ruhen. Ihre Organe verrichten geräuschlos im Hintergrund ihren Dienst: Das Herz schlägt ruhig, das Atmen fällt leicht und der Darm murmelt vor sich hin. Hunger und Appetit melden sich in gesunden Abständen, das Essen schmeckt, die Verdauung funktioniert reibungslos, der Stuhlgang ist regelmäßig und mühelos. Unter diesen Bedingungen geht es auch dem Immunsystem gut. Es kann äußere Gefahren wie Infektionen und innere Gefahren wie entartete Zellen gut erkennen und beseitigen. Der Schlaf ist tief und erholsam, und die ständigen Reparaturprozesse im Körper laufen problemlos ab.

ÜBERERREGTER SYMPATHIKUS

Sobald der Sympathikus die Kontrolle übernimmt, schlägt das Herz schneller. Der Blutdruck steigt, die Atemwege werden weit gestellt und die Schweißdrüsen aktiviert. Die Muskeln werden stärker durchblutet, und dafür wird dem Verdauungstrakt Blut entzogen. Die Spannung in den Schließmuskeln des Magen-Darm-Trakts steigt. Alle diese Veränderungen sind äußerst sinnvoll, wenn es darum geht, körperlich aktiv zu werden und auf die Jagd zu gehen oder einer Bedrohung mit Kampf oder Flucht zu begegnen.

Doch wie wir bereits wissen, wird der Sympathikus im 21. Jahrhundert bei vielen nicht mehr durch Hunger oder die Begegnung mit einem Raubtier aktiviert. Stattdessen knipsen Faktoren wie Reizüberflutung, Zeit- und Leistungsdruck, emotionale Konflikte und Ängste aller Art unseren Sympathikus an: Angst vor dem Verlust des Arbeitsplatzes oder vor einer Mieterhöhung, Angst vor Umweltzerstörung und Klimawandel.

All dies sind ernst zu nehmende Bedrohungen, aber oft kann der Einzelne mit seinem Verhalten nur einen sehr begrenzten Einfluss darauf nehmen. Eine solche Dauererregung, die sich darüber hinaus so gut wie nie in Form von körperlicher Aktivität entladen kann, tut uns Menschen nicht gut.

Dies hat die unterschiedlichsten Auswirkungen auf den Körper. Die Muskeln geraten in Daueranspannung und werden zur Schmerzquelle. Besonders betroffen sind die Schulter-Nacken-Muskulatur (das Kopfeinziehen ist ein klassischer Schutzreflex), die Kiefermuskeln (nach dem Motto »Zähne zusammenbeißen und durch«), das Zwerchfell und der Beckenboden. Das Gesicht ist angespannt. Lider und Augäpfel sind unruhig, was einen längeren Blickkontakt erschwert. Bei Übererregung neigen Menschen dazu, zu schnell zu sprechen, und Gesprächspartner empfinden ihre Stimme oft als schrill, gepresst oder anderweitig unangenehm. Die Augen sind trocken, und der Speichel ist zäh und klebrig. Selbst

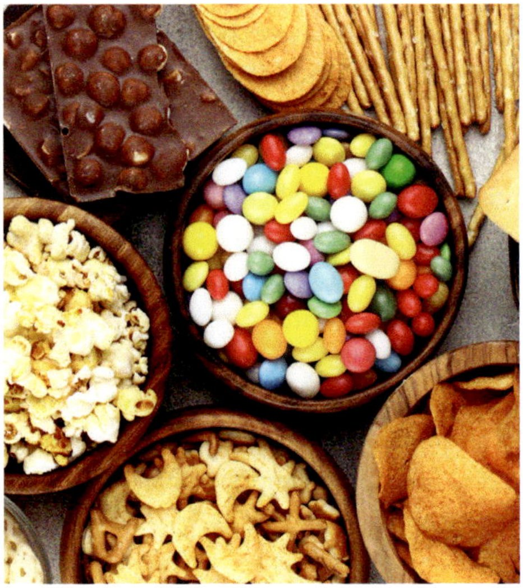

Süßigkeiten und Knabbereien beruhigen die Nerven, doch ihre Wirkung hält nicht lange an.

das Herz kann aus dem Takt geraten, sodass es dadurch vermehrt zu Extraschlägen oder gar zu Herzrasen kommt.

Trotz der weit gestellten Atemwege ist die Atmung wegen der Anspannung des Zwerchfells und eventuell auch der Muskulatur des Brustkorbs schneller und flacher. Die Verdauung gerät ebenfalls durcheinander: Je nach Typ reagieren manche Menschen mit Appetitlosigkeit und nehmen ab, andere bekommen Heißhunger auf Süßes, Salziges und vor allem Fettes. Dies nutzt die Nahrungsmittelindustrie schamlos aus, und in den Supermärkten sind viele Regale mit sogenanntem »Comfort Food« gefüllt. Gemeint sind Süßigkeiten oder Knabbereien, die zwar keinen Beitrag zur gesunden Ernährung liefern, sich aber bestens zur kurzfristigen Selbstberuhigung eignen und dadurch süchtig machen. Gewichtszunahme und Stoffwechselstörungen (vor allem Diabetes Typ 2) sind die unausweichlichen Langzeitfolgen davon.

Sogar das Immunsystem gerät aus der Spur. Es wurde bereits erwähnt, dass ein hohes Erregungsniveau des Sympathikus mit einer erhöhten Cortisolproduktion einhergeht. Das Hormon Cortisol hemmt Entzündungen und bremst dadurch auch die nötigen Abwehrreaktionen gegen Erreger, sodass sich die Infektanfälligkeit erhöht. Sind die Nebennieren durch die jahrelange Überlastung erschöpft, tauchen Anzeichen eines Cortisolmangels wie die Zunahme von Allergien und Reizungen der Sehnen und Gelenke auf. Auch Ein- und

Durchschlafstörungen häufen sich. Darunter leiden Geist und Psyche, und die körperliche Regeneration wird gestört.

ÜBERERREGTER ALTER PARASYMPATHIKUS

Der folgende Zusammenhang wirkt etwas paradox, ist aber sehr wichtig für das Verständnis: Obwohl sich die Betroffenen in einzelnen Fällen wie gelähmt und völlig energielos fühlen, laufen im Hintergrund die neuronalen Netzwerke des alten parasympathischen Systems auf Hochtouren.

Eine nur leichte bis mäßige Überaktivität liegt oft bei Menschen mit den früher gängigen Trennungserfahrungen in den ersten Lebensjahren vor. Sie verursacht in erster Linie funktionelle Störungen der Organe, die von den Splanchnikusnerven versorgt werden. Reizdarmsyndrom, Verstopfung, Analfissuren, Reizblase, Bauchkrämpfe im Rahmen der Monatsblutung, aber auch Schmerzen beim Geschlechtsverkehr sind nur einige der möglichen Folgeerscheinungen.

Bei stärkeren Übererregungszuständen werden auch die Organe in Mitleidenschaft gezogen, die über den Vagusnerv Impulse aus dem dorsalen Kerngebiet im Hirnstamm erhalten. In diesen Fällen kommt es zu Übersäuerung und Krämpfen im Magenbereich. Würg- und Brechreflex sind übermäßig aktiv, und die Betroffenen müssen sich übergeben, wenn sie aufgeregt sind. Oft leiden sie unter sogenannten Kinetosen (»Reisekrankheit«), sodass ihnen auch beim Autofahren, auf einem Boot oder in einem Flugzeug leicht schwindelig und übel wird.

Die Atemwege sind eng, und es wird vermehrt Schleim gebildet. Dies macht das Atmen doppelt schwer. Der Herzschlag wird langsamer, und es kommt zu Aussetzern. Der Blutdruck sackt in den Keller. Beides kann sogenannte Synkopen verursachen: Den Betroffenen wird schwarz vor Augen, und sie verlieren das Bewusstsein. Dies kann im Extremfall sogar zum Tod führen.

Ein Zusammenhang wurde zum Beispiel bei sehr früh geborenen Kindern nachgewiesen. Ihr Sympathikus ist noch nicht ausreichend weit entwickelt, um dem alten Parasympathikus Paroli zu bieten, und die Isolation im Brutkasten ist die schlimmstmögliche Form einer frühen Trennungserfahrung.

Tödlich enden können auch Störungen des Immunsystems, die unter diesen Bedingungen gehäuft auftreten: Autoimmunerkrankungen, bei denen Immunzellen beginnen, körpereigenes Gewebe anzugreifen.

Das Gefühl, neben sich zu stehen

Auf der Gefühlsebene erleben die Betroffenen Zustände, die Traumaexperten als Dissoziation bezeichnen. Umgangssprachlich könnte man sagen: Diese Menschen stehen im wahrsten Sinne des Wortes neben sich. Einige von ihnen haben bei starkem Stress tatsächlich das Gefühl, sich von außen zu betrachten. Sie spüren ihren Körper schlecht. Es kann vorkommen, dass sie so abwesend sind, dass sie sich verlaufen oder nicht mehr wissen, wie sie an einen Ort gekommen sind.

In dieser Verfassung kann sich auch eine sogenannte »dissoziative neurologische Symptom-Störung« entwickeln. Sie ist bislang sogar unter Ärzten wenig bekannt, weil sie erst im Jahr 2022 in die *Internationale statistische Klassifikation der Krankheiten und verwandter Gesundheitsprobleme* (ICD) aufgenommen wird – eine Liste, mit deren Hilfe die Mediziner in Praxen und Kliniken die Erkrankungen ihrer Patienten codieren.

Infolge einer schweren Traumatisierung kann das Nervensystem so stark durcheinandergeraten, dass eine Vielzahl von Symptomen auftritt, wie sie auch bei organischen Erkrankungen des Gehirns (etwa bei Entzündungen, Durchblutungsstörungen oder Tumoren) vorkommen. Möglich sind Beeinträchtigungen des Sehens, des Hörens oder anderer Sinneskanäle, motorische Störungen wie Zittern, Krämpfe, Lähmungen oder parkinsonähnliche Symptome, Probleme beim Sprechen, Ausfälle im kognitiven Bereich wie Gedächtnisschwäche oder Wortfindungsstörungen sowie Schmerzen aller Art. Dies kann die Ärzte bei der Diagnose vor größere Probleme stellen. Vor allem bei der Generation der Kriegskinder kann es schwierig werden, denn sie sind nun in einem Alter, in dem man bei derartigen Beschwerden zunächst von handfesten körperlichen Ursachen ausgeht. Im medizinischen Alltag wird über die erhebliche Traumatisierung dieser Jahrgänge allerdings häufig hinweggesehen. Falsche und unwirksame Therapien können die Folge sein.

ENDORPHINE UND ENDOCANNABINOIDE

Wie bei den anderen Funktionszuständen spielen auch beim Shutdown bestimmte chemische Stoffe eine wichtige Rolle. In diesem Fall handelt es sich nicht um Hormone, sondern um Botenstoffe anderer Art. Sie werden direkt im Gehirn produziert und docken an speziellen Rezeptoren an. Endorphine sind das »körpereigene Morphium«. Sie wirken schmerzstillend, beruhigend und machen schläfrig.

Die Bedeutung von körpereigenen Substanzen mit cannabisähnlicher Wirkung muss noch genauer erforscht werden. Vermutlich wirken sie wie die Extrakte der Hanfpflanze angstlösend, schlaffördernd und helfen dabei, unschöne Erlebnisse zu vergessen. Bei traumatisierten Personen ist der Spiegel dieser Substanzen im Blut erhöht. Man könnte von einer Art »Selbstbetäubung« sprechen. Diese Menschen haben ein signifikant erhöhtes Risiko, drogenabhängig zu werden, nachdem sie die erleichternde Wirkung kennengelernt haben. In Deutschland haben Schmerzpatienten seit 2017 die Möglichkeit, Cannabispräparate auf Rezept zu erhalten, wenn alle anderen Therapien versagt haben.

DISCHARGE – WIE TIERE TRAUMATISCHEN STRESS ABSCHÜTTELN

Von der Natur können wir viel über die Verarbeitung von Traumata lernen: Tiere kommen häufig in lebensbedrohliche Situationen, aber sie werden davon nicht traumatisiert. Sie zittern den Stress einfach weg!

Tiere in freier Wildbahn erleben häufig gefährliche oder gar lebensbedrohliche Situationen. Deshalb interessierte sich die Traumaforschung schon früh dafür, weshalb sie keine Symptome einer posttraumatischen Belastungsstörung entwickeln – das wäre auch ungünstig für ihr weiteres Überleben.

ZUCKEN FÜR DEN STRESSABBAU

Wenn eine große Raubkatze, zum Beispiel ein Gepard, auf die Jagd geht, ist nur etwa jeder zehnte Versuch erfolgreich. Neun von zehn Beutetieren, in diesem Fall meist Antilopen, entziehen sich der Gefahr durch die erfolgreiche Flucht. Doch was passiert dann? Nachdem diese Tiere den Weg zurück zur Herde gefunden haben, werden sie von ihren Artgenossen in die Mitte genommen. Dort stehen sie eine ganze Weile und zittern und zucken. Diese unwillkürlichen Bewegungen werden als Discharge (»Entladung«) bezeichnet und dienen dazu, die restliche, durch Adrenalinausschüttung zur Verfügung gestellte Mobilisierungsenergie abzubauen, die auf der Flucht nicht verbraucht wurde. Nach einer Weile kehren sie zum »Tagesgeschäft« zurück und fangen wieder an zu grasen. Vergleichbare Phänomene lassen sich bei vielen Arten nachweisen – sogar bei solchen, die keine natürlichen Feinde haben, wie die Eisbären. Im Internet finden sich Videoaufnahmen von Biologen, die einen Eisbären in einem Naturschutzgebiet vom Helikopter aus mit einem Betäubungsgewehr narkotisieren, um ihn untersuchen zu können. Beim Erwachen zeigt selbst dieses große Raubtier starke motorische Entladungen, als wolle es die unterbrochene Flucht zu Ende bringen.

CO-REGULATION BERUHIGT

Entsprechende Reaktionen sind auch im menschlichen Organismus angelegt. Wenn ein Mensch nach einem schweren Schock unkontrolliert zittert, kann es allerdings passieren, dass ein wohlwollender Notarzt eine Beruhigungsspritze verabreicht. Doch damit erhöht sich das Risiko einer posttraumatischen Belastungsstörung. Hier wäre Hilfe von Mensch zu Mensch gefragt: Beruhigende Worte und Gesten wirken co-regulierend.

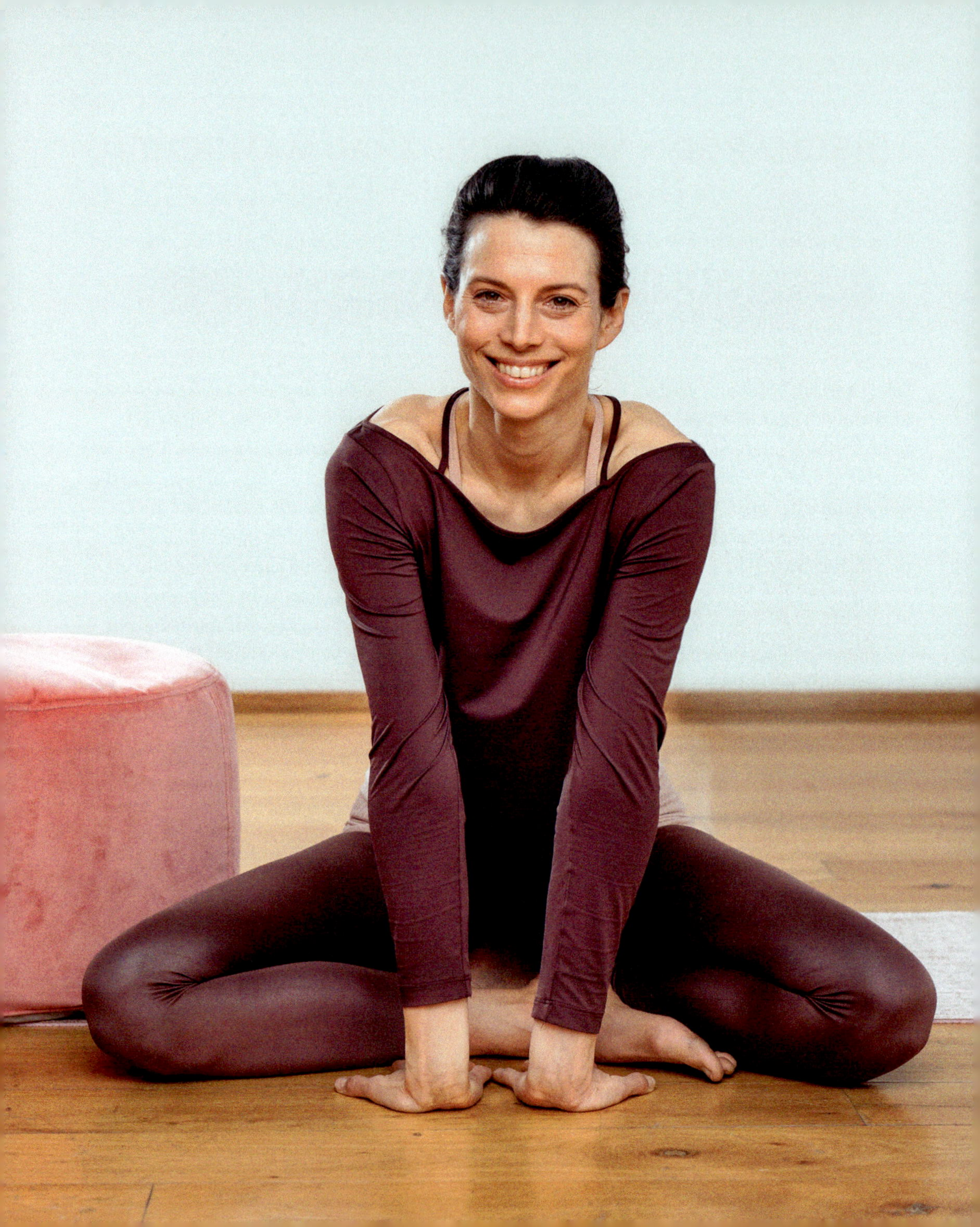

ÜBUNGEN RUND UM DEN VAGUSNERV

Es gibt viele Möglichkeiten, das sympathische und das parasympathische Nervensystem auszubalancieren, um Gesundheit und Wohlbefinden zu steigern. Hier findet jeder die passende!

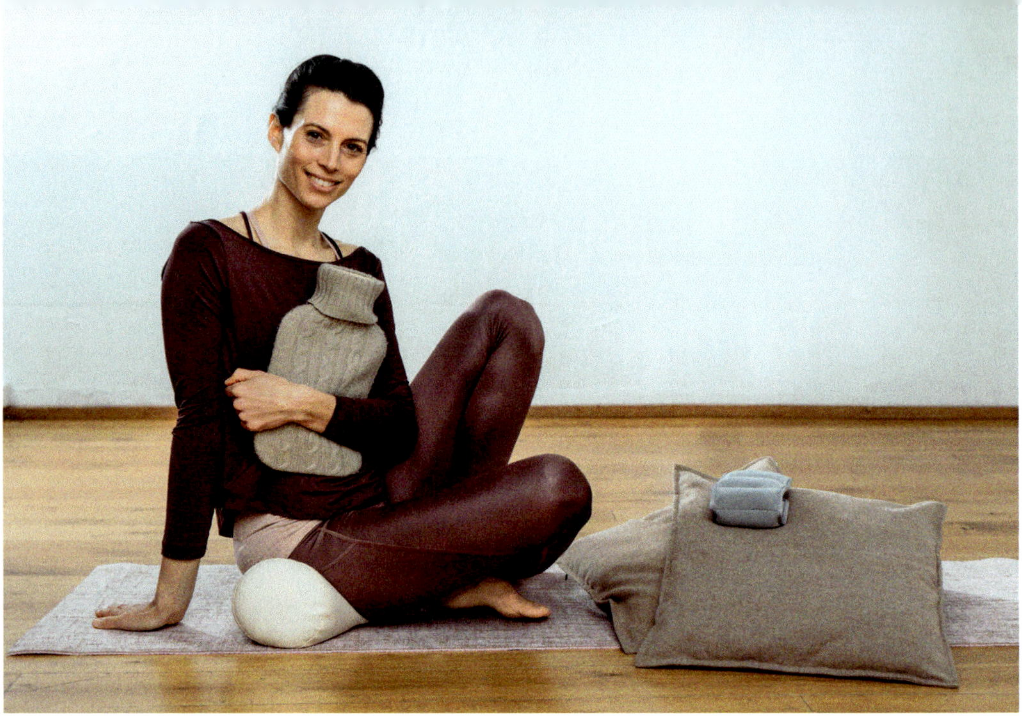

ENTSPANNUNG DURCH POSITIONIERUNG

Um das Jahr 1960 machte der amerikanische Arzt und Osteopath Lawrence Jones die folgende Entdeckung: Schmerzen lassen sich dadurch behandeln, dass man den Körper für drei bis fünf Minuten in eine Position bringt, in der sich verkrampfte Muskeln durch die Annäherung ihrer Endpunkte entspannen. Er nannte die Methode *strain and counterstrain* (»Spannung und Gegenspannung«), und sie wird bis heute an vielen Osteopathieschulen gelehrt. Sharon Giammatteo, eine amerikanische Physiotherapeutin und promovierte Neurowissenschaftlerin, erkannte, dass sich dieses Prinzip sogar auf die glatte Muskulatur der Organe und Gefäße anwenden lässt, die vom vegetativen Nervensystem gesteuert werden. Entspannung durch Positionierung ist auch eine sehr effektive Selbsthilfetechnik.

SPANNUNG – ENTSPANNUNG

Der Körper ist ein komplexes System, und es ist aus verschiedenen Teilsystemen zusammengesetzt: dem Bewegungsapparat, den Organen (von Osteopathen als viszerales System bezeichnet), Gefäß-, Hormon-, Immun- und Nervensystem. Sie sind anatomisch eng verflochten und stehen in ständiger Wechselwirkung zueinander. Der Teil des Nervensystems, der für den Bewegungsapparat zuständig ist, wird als somatisches Nervensystem bezeichnet. Das vegetative oder autonome Nervensystem steuert die Funktion von Organen, Hormondrüsen und die Gefäßwandspannung. Auch das Immunsystem wird davon beeinflusst (**siehe Seite 33f.**).

So funktioniert ein Regelkreis

Im Text sind nun schon einige Male die Begriffe »Steuerung« und »Regulation« aufgetaucht. Regelkreise lassen sich leichter verstehen, wenn man ein vergleichsweise einfaches technisches System betrachtet, zum Beispiel eine Heizung, die alles andere als komplex ist. Hier haben wir zunächst eine Wärmequelle und davon ausgehend einen Heizkreislauf, in dem warmes Wasser zu den Heizkörpern und wieder zurück transportiert wird. Darüber hinaus gibt es meist eine zentrale Steuerung und zusätzliche Steuerelemente an den einzelnen Heizkörpern: Die zentrale Steuereinheit sorgt dafür, dass die Heizung nur dann läuft, wenn die Außentemperatur unter einen festgelegten Wert fällt; dass sie morgens automatisch einschaltet und abends zurückfährt. Die Thermostate an den Heizkörpern prüfen, ob die Raumtemperatur dem eingestellten Wert entspricht. Wenn sie sinkt, öffnet sich das Ventil, und der Heizkörper wird heiß. Ist die gewünschte Raumtemperatur erreicht, drosselt das Ventil den Durchfluss, und der Heizkörper kühlt ab.

Ein wenig abstrakter ausgedrückt kann man sagen: In einem Regelkreis gibt es eine Steuereinheit, die den Sollwert kennt, es gibt Fühler, die den Istwert messen und an die Steuereinheit melden, und eine Arbeitseinheit, die

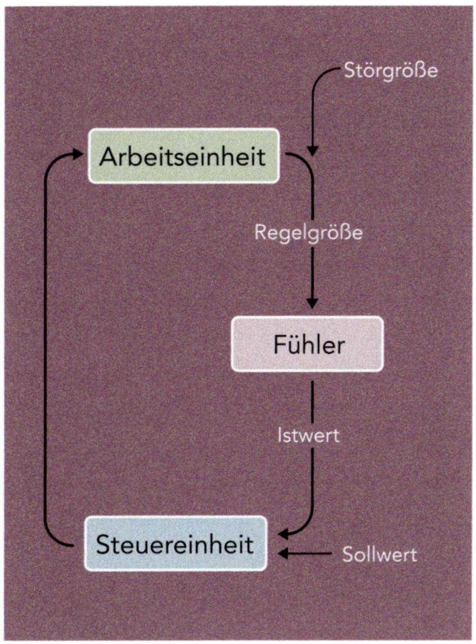

Viele körperliche Systeme werden über Regelkreise gesteuert. Hier sehen Sie ein vereinfachtes Schema.

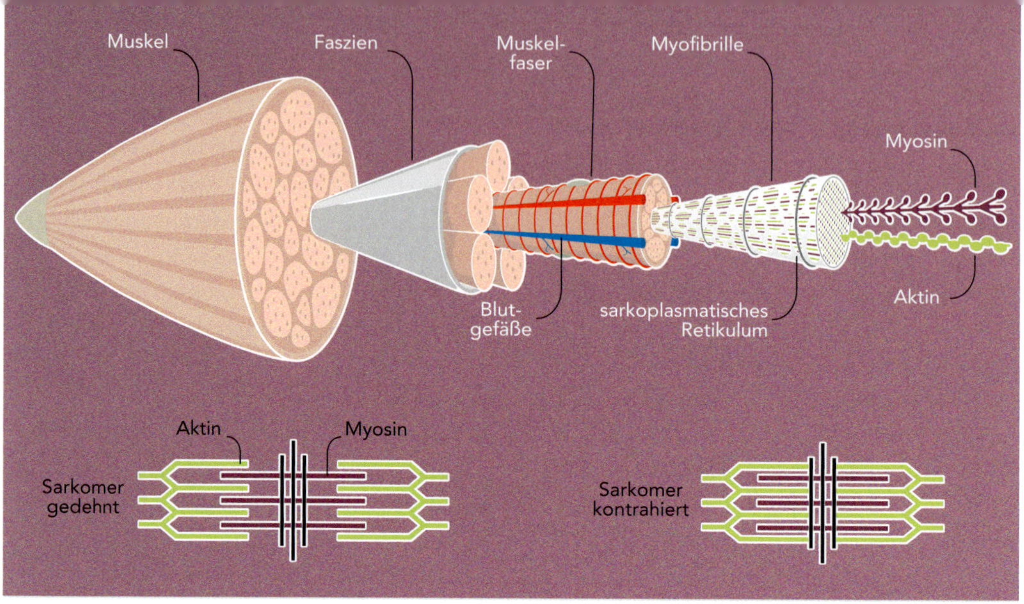

Die Myofibrille mit Aktin und Myosin, die bei Anspannung ineinandergleiten, ist die Arbeitseinheit des Muskels.

auf Befehl der Steuereinheit den Istwert in Richtung des Sollwerts verschieben kann.

Regulation der Muskelspannung

Das Regelkreisprinzip lässt sich gut auf die Steuerung der Muskelspannung übertragen:

- Die **Arbeitseinheit** eines Muskels sind die sogenannten Myo- oder Muskelfibrillen. Sie bestehen aus Tausenden Sarkomeren, den kleinsten funktionellen Einheiten des Muskels, die sich aktiv verkürzen oder zusammenziehen können. Wenn sie nicht gerade arbeiten, können sie von Kräften, die von außen auf den Muskel einwirken, wieder auseinandergezogen werden. Faszien bündeln eine Vielzahl von einzelnen Myofibrillen zunächst zu Muskelfasern und schließlich zu ganzen Muskeln.
- **Fühler** gibt es eine ganze Reihe: Muskelspindeln registrieren die Spannung innerhalb des Muskels, Sehnenspindeln die Spannung im Bereich der Verbindung zwischen Muskel und Knochen. Außerdem gehen Informationen aus Sinneszellen in den Knorpeloberflächen und Bändern der nahen Gelenke in den Regelkreis ein.
- Die **Steuereinheit** für die Spannung einer einzelnen motorischen Einheit, die zwischen zehn und tausend Muskelfasern umfassen kann, ist das im Rückenmark liegende Alpha-Motoneuron.
- Der (variable) **Sollwert** wird vom Gehirn vorgegeben, zum großen Teil von unwillkürlichen Regionen wie Hirnstamm oder Basalganglien, nur zum kleinsten Teil willentlich, wenn wir uns bewusst bewegen.

Über die Regulation der Faszienspannung wissen wir noch nicht viel. Bekannt ist, dass die Faszien von Fasern des sympathischen Nervensystems durchzogen sind. Die therapeutische Erfahrung zeigt, dass eine hohe Aktivität des sympathischen Nervensystems für gewöhnlich mit einer hohen Spannung in den Faszien einhergeht.

Die drei verschiedenen Dimensionen der Entspannung

Wenn wir einen Muskel bewusst angespannt haben, können wir ihn auch bewusst wieder loslassen. Diese Art der Entspannung heißt im Englischen *relax* – ein Wort, das man inzwischen auch in der Werbung für Matratzen, Polstermöbel oder Wellnesshotels findet. Deutlich weniger bekannt ist der englische Fachbegriff *release*. In der Osteopathie bezeichnet er einen unwillkürlichen Entspannungsvorgang, also das Herunterregeln des Sollwerts der Ruhespannung eines Muskels. Während Relax genauso schnell geht wie die bewusste Muskelanspannung, also in Sekundenbruchteilen, dauert Release mehrere Minuten, in denen Informationen in den Nervenleitungen des Regelkreises hin- und hergeschickt werden.

Die Bezeichnung *unwinding* ist ebenfalls meist nur Fachleuten geläufig. Im Deutschen gibt es den technischen Begriff »verwinden« für den Vorgang, wenn sich ein elastischer Gegenstand durch äußere Kräfte verformt. Für den umgekehrten Prozess, wenn er von der mechanischen Belastung befreit wird und wieder in seine ursprüngliche Form zurückkehrt, gibt es dagegen keinen deutschen Begriff. Die Unwinding-Prozesse finden in den elastischen Fasern der Faszien, Sehnen und Gelenkkapseln statt, wenn die Wirkung von Druck- und Zugkräften nachlässt.

Release durch Positionierung

Man kann den Körper so lagern, dass sich ein bestimmter Muskel passiv entspannt, weil seine Endpunkte (fachsprachlich »Ursprung« und »Ansatz«) näher zusammengebracht werden und ihm gleichzeitig die Haltearbeit abgenommen wird. Dann melden die betreffenden Fühler (fachsprachlich »Rezeptoren«): Hier gibt es nichts zu tun! Dehnung oder die Notwendigkeit, gegen die Schwerkraft arbeiten zu müssen, führen reflexartig zu einer Erhöhung der Muskelspannung. Fallen diese Reize weg, lässt umgekehrt auch die Muskelspannung wieder nach.

Die Arbeit mit Release-Positionen ist nur dann erfolgreich, wenn Sie die Haltungen schmerzfrei einnehmen können. Andernfalls lösen die Schmerzen eine reflexartige Schutz- oder Abwehrspannung aus. Falls die Schmerzen nicht sofort auftreten, wenn Sie eine Position einzunehmen versuchen, sondern sich erst nach ein bis zwei Minuten in der Haltung allmählich melden, können Sie zunächst vorsichtig noch ein wenig abwarten und dabei tief durchatmen. Oft löst sich das körperliche Unbehagen dann auch wieder auf.

SO ÜBEN SIE RICHTIG

Release-Übungen können ein guter Einstieg in das Vagus-Training sein, wenn jemand verhältnismäßig unbelastet aufgewachsen ist, ein eher unproblematisches Leben führt und nur der Alltag einfach zu vollgepackt ist, sodass dadurch Stress entsteht. Dann ist meist das sympathische Nervensystem überaktiv, und das Abschalten fällt schwer.

Vielleicht hatten Sie bei der Darstellung der Regulationszustände (**siehe Seite 32 ff.**) aber auch den Eindruck, dass bei Ihnen eher eine Überaktivität des alten parasympathischen Nervensystems vorliegt. Dies gilt vor allem dann, wenn Sie öfter bedrohliche Situationen erlebt haben, in denen Sie unfreiwillig immobilisiert wurden, also still sitzen oder liegen mussten, und sich dabei allein, hilflos und ausgeliefert gefühlt haben. In diesem Fall sollten Sie das Vagus-Training mit aktiven Übungen aus den nachfolgenden Kapiteln beginnen (**siehe Seite 66 ff.**).

Vorbereitung und Hilfsmittel

Legen Sie alle Hilfsmittel bereit, die Sie für die von Ihnen ausgewählten Übungen benötigen. Neben einer Unterlage wie einer Yogamatte brauchen Sie eine 500 Gramm schwere Bleimanschette oder eine mit einem halben Liter lauwarmem Wasser gefüllte Wärmflasche, Kissen und Polster in verschiedenen Größen, eine Decke oder eine Knierolle. Sorgen Sie dafür, dass Sie während des Übens nicht gestört werden. Das heißt auch: Schalten Sie das Smartphone aus! Achten Sie darauf, dass Sie weder Hunger noch Durst haben und auch nicht frieren, denn diese Empfindungen können eine tiefe Entspannung verhindern. Tragen Sie warme, bequeme Kleidung und sorgen Sie für eine angenehme, blendfreie Beleuchtung.

Die richtige Übungsreihenfolge

Wenn sich Belastungen vor allem in Form von Rückenschmerzen, Unterleibskrämpfen, Hämorrhoiden oder Darmproblemen zeigen, halten Sie sich an die Übungsreihenfolge im Buch. Wenn Sie eher unter Kopfschmerzen, Zähneknirschen, Kloßgefühlen im Hals, nervösem Husten oder Herzklopfen leiden, beginnen Sie mit der Entspannung der Kiefermuskulatur (**siehe Seite 60 f.**) und machen Sie die Übungen in umgekehrter Reihenfolge oder – auf den Körper übertragen – fußwärts bis zum Zwerchfell.

Warten Sie mit den letzten Übungen des Kapitels, also den Entspannungstechniken für die großen Gefäße und den Vagusnerv im Bereich des Mageneingangs, bis Sie etwas Erfahrung damit haben, wie sich die Release-Prozesse anfühlen. Sie eignen sich hervorragend als Einschlafritual, weil Sie dazu keine Hilfsmittel benötigen.

Im Laufe der Zeit sollten Sie jede Übung mindestens einmal ausprobieren. Der Körper ist ein komplexes System (**siehe Seite 17**), und da kann es durchaus vorkommen, dass der Ort der größten Spannung nicht der Bereich ist, in dem Sie Symptome haben. Generell lässt sich nicht sicher vorhersagen, wie sich eine bestimmte Übung auf einen Menschen auswirken wird. Dies hängt stark von den individuellen Vorerfahrungen ab.

Falls Sie drei oder mehr Release-Übungen ausprobiert haben und bei keiner eine positive Wirkung feststellen konnten, überspringen Sie den Rest des Kapitels und versuchen Sie es mit den aktiveren Übungen der nachfolgenden Kapitel. Sollten auch sie wirkungslos bleiben oder gar unangenehm sein, lesen Sie den Abschnitt »Wenn Selbsthilfe nicht ausreicht« **(siehe Seite 110ff.)**.

Die korrekte Übungsausführung

Falls Sie sich öfter osteopathisch behandeln lassen oder Yoga, die Feldenkrais-Methode, autogenes Training, progressive Muskelrelaxation und Ähnliches praktizieren, dürften Sie bereits ein gutes Gespür für die Entspannungsvorgänge in Ihrem Körper haben. Vielleicht haben Sie bislang auch noch keinerlei Erfahrungen damit gesammelt. In diesem Fall kann es Ihnen anfangs etwas schwerer fallen, Release- oder Unwinding-Prozesse wahrzunehmen. Diese subtilen Vorgänge können vor allem Menschen, die als Kleinkinder einen Mangel an Fürsorge erlebt haben und zu dissoziativen Zuständen neigen, leicht entgehen. Glücklicherweise gibt es Begleitphänomene, die indirekt signalisieren, dass Sie die Position korrekt eingenommen haben und sie nun nach und nach ihre positive regulierende Wirkung entfalten kann. Üben Sie geduldig, und spüren Sie den folgenden körperlichen Empfindungen nach:

- Fühlen Sie sich in der von Ihnen eingenommenen Position wohl? Wenn ja, ist das grundsätzlich ein gutes Zeichen.
- Wird Ihr Atemrhythmus allmählich langsamer, und vertieft sich Ihre Atmung? Vielleicht haben Sie nach 30 bis 60 Sekunden auch das Bedürfnis zu seufzen, zu gähnen oder tief durchzuatmen. Manchmal macht sich der Darm geräuschvoll bemerkbar, und es fließt mehr Speichel.
- Wird es Ihnen warm? Die Wärme kann sich entweder in dem Bereich konzentrieren, den Sie gerade entspannen, oder im ganzen Körper ausbreiten.

All dies sind Anzeichen für eine Umstimmung des vegetativen Nervensystems. Sie verraten Ihnen, dass die Aktivität Ihres sympathischen Systems abnimmt und stattdessen die Aktivität Ihres neuen parasympathischen Systems zunimmt. Damit kann die Regeneration des Körpers beginnen!

WICHTIG

Wenn Ihr Körper durch ein Trauma Spannungen gespeichert hat, können bei der Entspannung Discharge-Phänomene wie Zittern oder Zucken auftreten **(siehe Seite 37)**. Dies ist für einen anhaltenden positiven Effekt der Übungen sehr hilfreich.

DAS KREUZBEIN

Das Kreuzbein heißt in der medizinischen Fachsprache Sacrum – ein lateinischer Begriff, der wörtlich übersetzt »Heiligtum« bedeutet. Er unterstreicht die enorme Bedeutung dieser Knochenstruktur für Gesundheit und Wohlbefinden.

VERSPANNUNGSURSACHEN

Das Kreuzbein ist ein keilförmiger, leicht gekrümmter Knochen und bildet das Fundament der Wirbelsäule. Es fügt sich an der Rückseite des Körpers zwischen die beiden Beckenschaufeln ein, die sich an der Vorderseite im Bereich des Schamhügels treffen. Die beiden Iliosakralgelenke (ISG) zwischen den Beckenknochen und dem Kreuzbein sind durch kräftige Bänder gesichert, die nur winzige, aber sehr wichtige Bewegungen zulassen: Wenn wir gehen, kommt es bei jedem Schritt zu minimalen Verwringungen im Beckenring. Und jedes Mal, wenn wir uns vorbeugen und wieder aufrichten, muss das Kreuzbein die Position entsprechend verändern. Nur wenn diese biomechanischen Vorgänge problemlos funktionieren, können wir uns schmerzfrei und dynamisch bewegen, und die unterste Bandscheibe bleibt gesund. Darüber hinaus bildet die harte Rückenmarkshaut oder *Dura* – eine Faszie, die im zentralen Kanal der Wirbelsäule das Rückenmark umhüllt – eine direkte Verbindung zwischen dem Kreuzbein und dem Hinterhaupt. Fehlspannungen dieser Faszie können Funktionsstörungen an der Schädelbasis verursachen, wo der Vagusnerv aus dem Schädel tritt.

An der Vorderseite des Kreuzbeins treten auf der Höhe des zweiten bis vierten Sakralwirbels auf beiden Seiten je drei Nervenwurzeln aus – die Splanchnikusnerven (**siehe auch Seite 18**). Sie bilden ein Geflecht, welches die Leitungsbahnen des alten parasympathischen Nervensystems umfasst, die Blase, Gebärmutter, Prostata sowie das letzte Drittel des Dickdarms versorgen.

Wenn Sie in diesem Bereich für Entspannung sorgen, können Sie damit eine weitreichende positive Wirkung auf den Bewegungsapparat, das kraniosakrale System (die funktionelle Einheit zwischen Schädel und Kreuzbein) sowie die Unterleibsorgane erzielen. Darüber hinaus können Sie auf diesem Wege auch die vegetative Balance verbessern.

BENÖTIGTE HILFSMITTEL

- eine mit lauwarmem Wasser gefüllte Wärmflasche, die flach liegend etwa einen Zentimeter dick sein sollte
- ein Kopfkissen, eine Knierolle und eine wärmende Decke

ENTSPANNUNG DES KREUZBEINS

- Legen Sie sich auf den Rücken. Die Unterlage sollte nicht zu hart sein. Falls Sie im Bett üben möchten und Ihre Matratze relativ weich ist, müssen Sie eventuell etwas mehr Wasser in die Wärmflasche füllen.
- Sorgen Sie mit Kopfkissen, Knierolle und Decke dafür, dass Sie bequem liegen.
- Platzieren Sie die Wärmflasche der Länge nach unter dem Kreuzbein. Der Verschluss sollte zu den Füßen zeigen und so zwischen den Oberschenkeln liegen, dass er so gut wie nicht zu spüren ist oder zumindest nicht weiter stört.
- Legen Sie die Daumen seitlich an den vorderen Darmbeinstachel. Das ist der Knochenvorsprung, mit dem der Beckenkamm vorn abschließt. Drücken Sie das Becken ganz sanft zusammen. (1)
- Halten Sie den Druck 3 bis 5 Minuten. Atmen Sie währenddessen ruhig und regelmäßig weiter und konzentrieren Sie sich auf die Ausatmung. Sollte sich anfangs nichts bewegen, drücken Sie nicht fester, sondern noch sanfter. Wenn sich die Beckenknochen vorn annähern, entfernen sie sich hinten voneinander, um dem Kreuzbein mehr Spielraum zu verschaffen.

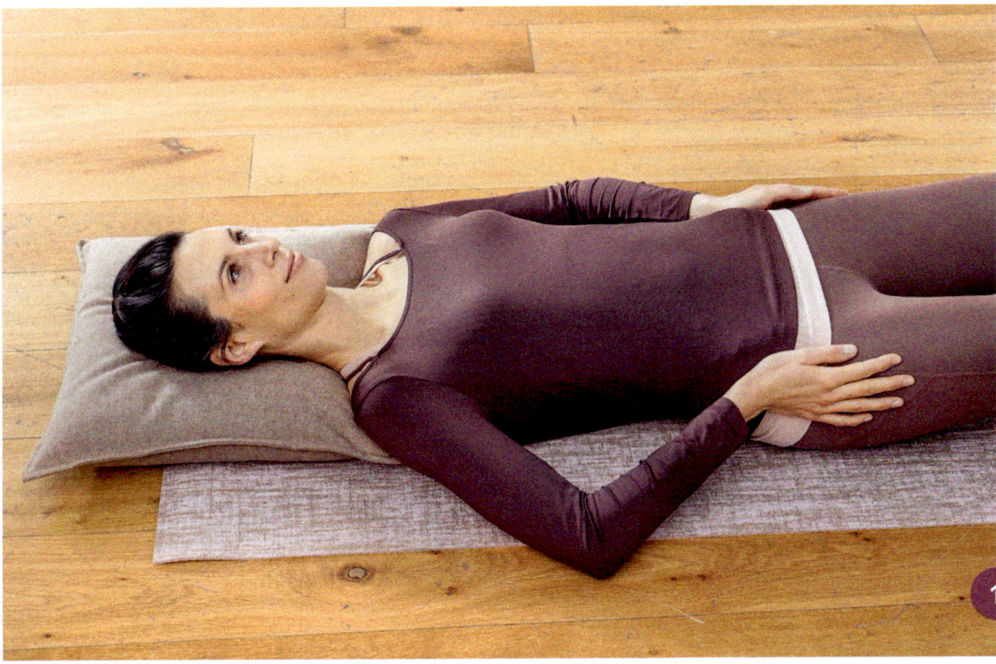

1

DER HINTERE BECKENBODEN

Der hintere Beckenboden ist das Muskeldreieck zwischen den beiden Sitzbeinhöckern und dem Steißbein. Dort befindet sich auch das Ende des Magen-Darm-Trakts, der Anus mit seinem kräftigen Schließmuskel.

VERSPANNUNGSURSACHEN

Inzwischen ist hinreichend bekannt, dass die verschiedenen Systeme des Körpers anatomisch eng miteinander verbunden sind und es eine Vielzahl von Wechselwirkungen gibt. Wie dies aussehen kann, soll hier am Beispiel des hinteren Beckenbodens erläutert werden: Eine regelmäßige und mühelose Darmentleerung ist Ausdruck einer guten Regulation des vegetativen Nervensystems. Umgekehrt äußern sich Störungen im Gleichgewicht durch einen unregelmäßigen Stuhlgang, als Durchfall oder Verstopfung.

Chronische Verstopfungen haben häufig negative Folgen für den Enddarm. Es können sich Krampfadern – die gefürchteten Hämorrhoiden – oder Risse in der Schleimhaut bilden, die in der medizinischen Fachsprache Fissuren heißen. Sowohl Hämorrhoiden als auch Fissuren verursachen Schmerzen, die zu Verkrampfungen einerseits im vegetativ gesteuerten Schließmuskel und andererseits im somatisch gesteuerten Beckenboden führen. So entsteht ein Kreislauf aus Schmerz und Angst: Der Stuhlgang verstärkt die Schmerzen, und Schmerzen verstärken wiederum die Verstopfung, weil die Betroffenen immer mehr Angst vor der Entleerung bekommen. Angst und Scham können auch unabhängig von Darmproblemen zu Spannungen im Bereich des hinteren Beckenbodens führen. Das ist auf ein psychomotorisches Muster zurückzuführen, das man bei Hunden bestens beobachten kann: Wird ein Tier von einem stärkeren Artgenossen bedroht, zieht es in einer Unterwerfungsgeste die Rute ein. Beim Menschen ist davon nur ein Rudiment übrig geblieben: das Steißbein. Aber auch das kann man ganz unbewusst einziehen, wenn man zum Beispiel in einem Konflikt der oder die Unterlegene ist.

Bei Frauen kann auch ein Dammschnitt im Zusammenhang mit einer Geburt zu Fehlspannungen in diesem Bereich führen.

BENÖTIGTE HILFSMITTEL

- eine 500 Gramm schwere Gewichtsmanschette oder ersatzweise eine Wärmflasche, die mit einem halben Liter lauwarmem Wasser gefüllt ist
- ein Kopfkissen, ein kleines Kissen und ein festes, etwa 20 Zentimeter hohes Polster

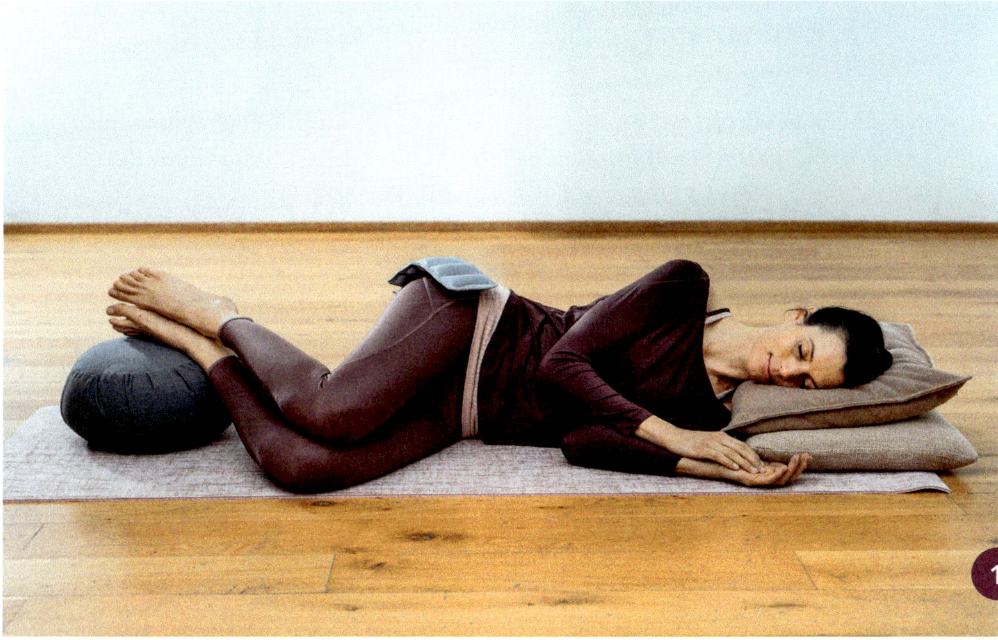

1

RELEASE DES HINTEREN BECKENBODENS

- Legen Sie sich auf die Seite. Wenn Sie eine Lieblingsseite haben, auf der Sie besser einschlafen können, dann beginnen Sie dort. Lagern Sie den Kopf bequem in neutraler Stellung der Halswirbelsäule.
- Beugen Sie Hüft- und Kniegelenke jeweils etwa 70 Grad (also nicht ganz im rechten Winkel). Lagern Sie die Füße mithilfe des Polsters hoch. Falls Sie Schmerzen an den Innenseiten der Kniegelenke haben, können Sie ein weiches Kissen zwischen die Knie legen.
- Platzieren Sie die Gewichtsmanschette oder die mit einem halben Liter lauwarmem Wasser gefüllte Wärmflasche quer über dem höchsten Punkt des Beckens. Es handelt sich bei dieser Stelle um den sogenannten großen Rollhügel des Oberschenkelknochens (*Trochanter major*). (1)
- Bleiben Sie 3 bis 5 Minuten in dieser Position. Atmen Sie ruhig und regelmäßig und konzentrieren Sie sich dabei vor allem auf die Ausatmung.
- Wechseln Sie die Seite und nehmen Sie sich noch einmal 3 bis 5 Minuten Zeit für die Entspannung.

DER VORDERE BECKENBODEN

Der vordere Beckenboden ist das Muskeldreieck zwischen den beiden Sitzbeinhöckern und dem Schambein. Zusätzlich zur Harnröhre befindet sich bei der Frau dort auch die Öffnung der Vagina – ein hochempfindlicher Bereich.

VERSPANNUNGSURSACHEN

Wie beim hinteren Beckenboden wird die Spannung auch im vorderen Beckenboden stark von den Organen beeinflusst, die sich dort befinden: von der Blase sowie von Gebärmutter und Vagina bei der Frau, von der Prostata beim Mann.

Männer haben in jungen Jahren vergleichsweise selten Probleme mit den Beckenorganen. Wenn sie älter werden, leiden sie fast immer unter einer Vergrößerung der Prostata und dadurch unter einer erschwerten Entleerung der Harnblase.

Frauen haben eine sehr viel kürzere Harnröhre und sind deshalb deutlich anfälliger für Blasenentzündungen. Nach überstandenem Infekt neigen die Muskeln der Blase und der Harnröhre ebenso wie die Muskulatur des Beckenbodens oft noch über längere Zeit zu Verkrampfungen. Die Wechselwirkungen zwischen Organen und Muskulatur sind bidirektional, und Informationen werden in beide Richtungen weitergegeben: Bei Erkrankungen der Blase verkrampft sich der Beckenboden; umgekehrt entspannt die folgende Beckenbodentechnik auch Harnröhre und Blase.

Darüber hinaus gibt es mechanische Ursachen für einen hohen Tonus dieser Muskeln: Reiten, Radfahren oder weitere Sportarten, bei denen das Becken starken Stößen und anderen mechanischen Kräften ausgesetzt ist. Bei Menschen, die vor dem Jahr 1970 geboren wurden, gibt es eine dritte mögliche Ursache. Die vollständige und willentliche Kontrolle der Blase und des Schließmuskels ist erst ab dem vierten Lebensjahr möglich. Aus Unwissenheit wurde jedoch bis in die Sechzigerjahre schon sehr viel früher mit der Sauberkeitserziehung begonnen. Kleinkinder hatten nur eine Chance, den Wünschen ihrer Erzieher zu entsprechen: Sie mussten den Beckenboden extrem stark anspannen, um den Urin einzuhalten.

BENÖTIGTE HILFSMITTEL

- eine 500 Gramm schwere Gewichtsmanschette oder ersatzweise eine Wärmflasche, die mit einem halben Liter lauwarmem Wasser gefüllt ist
- ein kleines Handtuch in einer Größe von ungefähr 30 × 50 Zentimetern, ein Kopfkissen und mehrere kleine Kissen

RELEASE DES VORDEREN BECKENBODENS

- Legen Sie sich auf die Seite. Wenn Sie eine Lieblingsseite haben, auf der Sie besser einschlafen können, dann beginnen Sie dort. Lagern Sie den Kopf bequem in neutraler Stellung der Halswirbelsäule.
- Beugen Sie Hüft- und Kniegelenk des unteren Beins jeweils ungefähr 20 Grad. Beugen Sie Hüft- und Kniegelenk des oberen Beins jeweils ungefähr 40 Grad, sodass Sie das obere Bein bequem vor dem unteren auf dem Boden ablegen können. Falls Sie das obere Knie nicht ganz bis zum Boden bringen oder die Dehnung Schmerzen im Bereich des Hüftgelenks verursacht, können Sie noch ein kleines Kissen unter das Kniegelenk legen.
- Falten Sie das kleine Handtuch zu einer festen, etwa vier Zentimeter dicken Rolle. Legen Sie die Handtuchrolle hoch oben im Schritt im Bereich des Oberschenkelansatzes zwischen die Oberschenkel.
- Platzieren Sie die Gewichtsmanschette oder die gefüllte Wärmflasche quer über dem höchsten Punkt des Beckens. Es handelt sich bei dieser Stelle um den sogenannten großen Rollhügel des Oberschenkelknochens (*Trochanter major*). (1)
- Bleiben Sie 3 bis 5 Minuten in dieser Position. Atmen Sie ruhig und regelmäßig und konzentrieren Sie sich dabei vor allem auf die Ausatmung.
- Wechseln Sie die Seite und nehmen Sie sich noch einmal 3 bis 5 Minuten Zeit für die Entspannung.

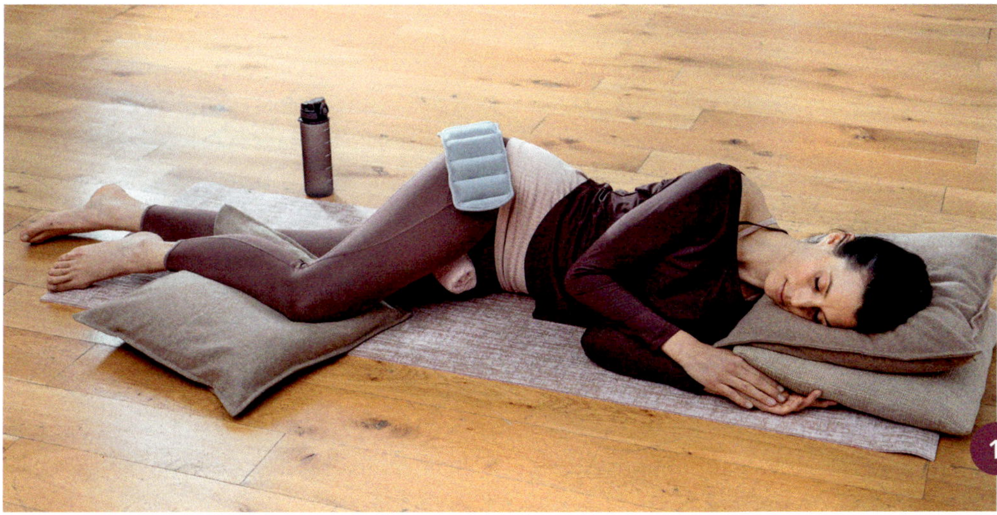

1

DIE GEBÄRMUTTER

Die Gebärmutter liegt im Zentrum des Beckens hinter der Blase und vor dem Enddarm. Entsprechend groß ist ihr Einfluss auf die gesamte Beckenregion.

VERSPANNUNGSURSACHEN

Die Gebärmutter kann nicht nur neues Leben nähren und schützen, sondern leider auch zum Schauplatz einer Fülle von funktionellen und strukturellen Erkrankungen werden.
Bis zu 80 Prozent aller Frauen leiden im Laufe ihres Lebens mehr oder weniger stark unter Regelschmerzen. Jüngere Frauen sind häufiger und meist auch stärker davon betroffen. 30 Prozent von ihnen nehmen deshalb regelmäßig Schmerzmittel, 10 Prozent können auch mit Medikamenten den Alltag kaum bewältigen. Oft lässt sich für diese Schmerzen keine Ursache finden. Man nimmt an, dass sich die Muskulatur der Gebärmutter sehr stark verkrampft und dadurch die eigene Durchblutung stört. Der verkrampfungsbedingte Sauerstoffmangel kann so heftige Schmerzen auslösen, dass sich die Betroffenen übergeben müssen, Durchfall bekommen oder sogar zusammenbrechen. Dies sind Anzeichen für eine Übererregung des alten parasympathischen Systems **(siehe Seite 35 f.)**.
Mögliche organische Ursachen sind eine Endometriose (also versprengte Herde von Gebärmutterschleimhaut im Bauchraum, wo die Blutung zu starken Reizungen führt) oder Myome (also gutartige knotige Wucherungen der Muskulatur der Gebärmutter).
Schwangerschaft und Geburt sind eine große Herausforderung für Unterleibsorgane und Beckenring. Je ungünstiger die Lage des Kindes und je höher sein Geburtsgewicht, desto stärker sind auch die Kräfte, die bei einer vaginalen Entbindung auf die körperlichen Strukturen einwirken. Jede Frau profitiert langfristig davon, wenn sie sich nach der Entbindung – insbesondere nach einem Kaiserschnitt – an eine Osteopathin wendet, die auf diese Behandlungen spezialisiert ist. Sie kann die optimale Positionierung aller Knochen unterstützen und dazu beitragen, dass Narben sich nicht störend auswirken.
Auch sexuelle Gewalterfahrungen können schwere und schwer behandelbare Schmerzzustände und Funktionsstörungen der Gebärmutter verursachen. In einem solchen Fall sollten Sie die folgende Übung nur dann ausprobieren, wenn Sie eine gute therapeutische Begleitung haben.

BENÖTIGTE HILFSMITTEL

- eine Wand oder Tür
- ein Kopfkissen

ENTSPANNUNG DER GEBÄRMUTTER

- Legen Sie sich auf den Rücken, sodass Sie mit dem Gesicht nach vorn auf eine Wand oder auf eine Tür schauen. Rücken Sie nun mit dem Gesäß möglichst nah an die Wand oder Tür heran. Strecken Sie die Beine senkrecht in die Luft und lehnen Sie sie an die Wand oder Tür.
- Lagern Sie den Kopf bequem in neutraler Stellung der Halswirbelsäule.
- Spreizen Sie leicht die Beine und drehen Sie die Fußspitzen nach innen. (1)
- Bleiben Sie 3 bis 5 Minuten in dieser Position. Atmen Sie ruhig und regelmäßig und konzentrieren Sie sich dabei vor allem auf die Ausatmung.
- Um aus der Position zu kommen, ziehen Sie die Beine zur Brust und drehen Sie sich zu einer Seite.

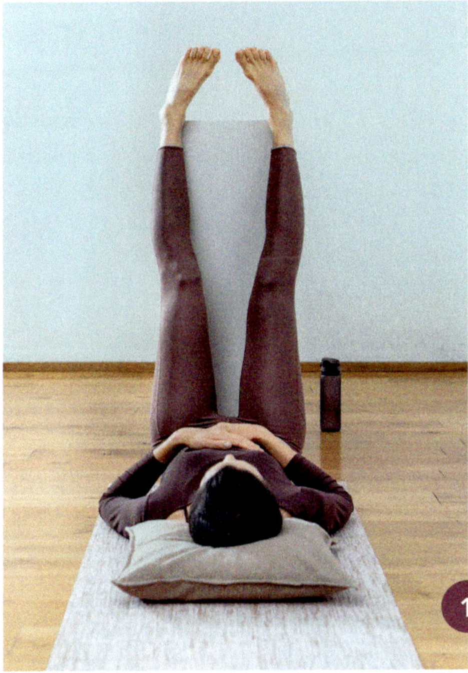

1

HORMONELLE HILFE FÜR DEN UNTERLEIB

Mit den Wechseljahren beginnt für viele Frauen eine nicht ganz einfache Zeit. Zuerst fällt der Progesteronspiegel allmählich ab. Dieses Hormon wird nach dem Eisprung vom sogenannten Gelbkörper im Eierstock gebildet. Der Östrogenspiegel bleibt zunächst unverändert hoch, sodass eine Östrogendominanz entsteht. Das Hormon Östrogen fördert die sogenannte Proliferation, das heißt das Wachstum von Gebärmutterschleimhaut und Muskelzellen. Eine mögliche Folge davon ist die Entstehung von Polypen und Myomen. Wird dies bei einer Vorsorgeuntersuchung festgestellt, kann die Einnahme von naturidentischem Progesteron für Abhilfe sorgen.

Wenn die Periode schließlich ganz ausbleibt, ist dies ein Zeichen dafür, dass sich auch der Östrogenspiegel im Sinkflug befindet. Mit zunehmendem Östrogenmangel werden die Schleimhäute von Vagina und Harnröhre nun auch trockener und dünner. Die Anfälligkeit für Infektionen steigt. Eine lokale Anwendung von Estriol birgt nur minimale Risiken und kann Schmerzen und Verspannungen vorbeugen.

DER DARM

Zwischen 15 und 20 Prozent der Bevölkerung leiden unter ständigen Beschwerden des Magen-Darm-Trakts wie Blähungen, Bauchkrämpfen, Durchfall oder Verstopfung, für die es keine organische Ursache gibt. Eine Folge unserer Lebensführung?

VERSPANNUNGSURSACHEN

Im Gegensatz zu unseren Vorfahren und Millionen von Menschen weltweit genießen wir hier in Europa ein großes Privileg: Wir haben Zugang zu sauberem Trinkwasser und zu hygienisch einwandfreien Lebensmitteln. Über Jahrhunderte waren Bakterien, Viren und Parasiten die häufigste Ursache für Durchfall und Bauchschmerzen.

Aus diesem Grund glauben viele Menschen mit Darmbeschwerden auch heute noch, dass die Probleme von außen kommen. Immer häufiger werden Lebensmittelunverträglichkeiten diagnostiziert. Viele haben Schwierigkeiten mit Gluten, Fruktose, Laktose oder Histamin, um nur ein paar der üblichen Verdächtigen zu nennen. Aber nicht alle Testmethoden sind auch wissenschaftlich fundiert. Es wird eine Menge Geld mit diesem Thema verdient – zuerst mit der Diagnostik, dann mit Diätprodukten, die »frei von« beispielsweise Gluten oder Milch sind. Aber vielleicht ist das eigentliche Problem nicht so sehr das, was wir essen, sondern liegt vielmehr darin, wie wir essen? Allerdings wird dieser Aspekt viel zu selten thematisiert.

Unabhängig davon, was wir essen, gilt: Gut verdauen können wir nur, wenn das sympathische Nervensystem inaktiv ist. Das parasympathische System kann ungestört seiner Arbeit nachgehen, wenn das Blut nicht von der Muskulatur gebraucht wird, sondern dem Darm zur Verfügung gestellt werden kann. Arbeitsessen oder Mahlzeiten, die schnell unterwegs verzehrt werden, sind nicht gut für die Verdauung. Da spielt es keine Rolle, was auf den Teller kommt. Die Kombination aus *fast* und *food* ist immer ungenießbar.

Am besten ist es, wenn wir unsere Mahlzeiten selbst zubereiten. Beim Kochen entstehen Aromen, die das Verdauungssystem optimal auf die bevorstehenden Aufgaben vorbereiten. Wenn uns das Wasser im Mund zusammenläuft, hat sich unser Vagusnerv schon warmgelaufen. Wenn wir dann noch gemütlich mit geliebten Menschen am Tisch sitzen, uns angeregt unterhalten und viel lachen, ist das für die Verdauung optimal!

BENÖTIGTE HILFSMITTEL

- ein Stuhl
- ein Kopfkissen und ein kleines Kissen

ENTSPANNUNG DES DARMS

- Stellen Sie den Stuhl ans Fußende Ihrer Matte oder Unterlage und kommen Sie in die Rückenlage.
- **Entspannung des Dünndarms**: Legen Sie die Ferse des rechten Fußes in Verlängerung der Mittellinie des Körpers auf die Stuhlkante. Falls der Stuhl nicht gepolstert ist, legen Sie ein kleines Kissen unter. Legen Sie den linken Fuß in Verlängerung der Mittellinie unter den Stuhl. Lagern Sie den Kopf bequem in neutraler Stellung der Halswirbelsäule. (1)
- Bleiben Sie 3 bis 5 Minuten in dieser Position. Atmen Sie ruhig und regelmäßig und konzentrieren Sie sich dabei vor allem auf die Ausatmung.
- **Entspannung des Dickdarms**: Wechseln Sie nun die Position der Füße, und legen Sie den linken Fuß auf den Stuhl, den rechten darunter.
- Legen Sie die Hände flach auf den Bauch, sodass die rechte Hand mittig auf dem Oberbauch, die linke auf dem Unterbauch liegt. (2) So verstärken Sie den Entspannungseffekt dieser Übung.

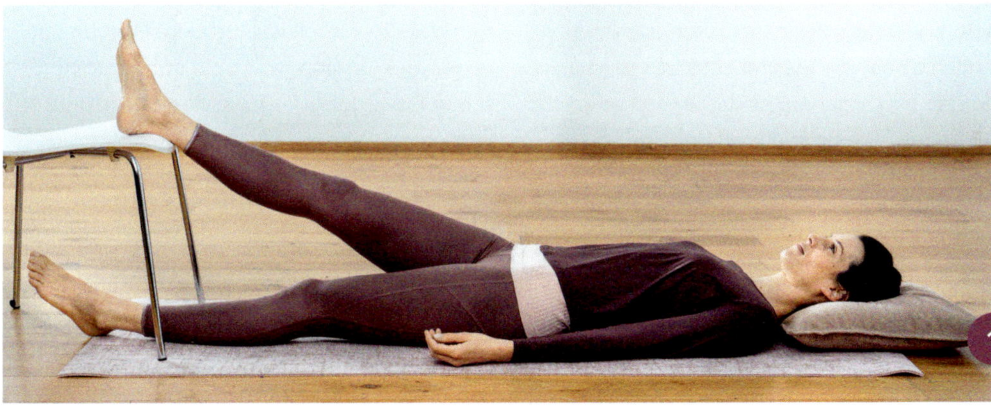

1

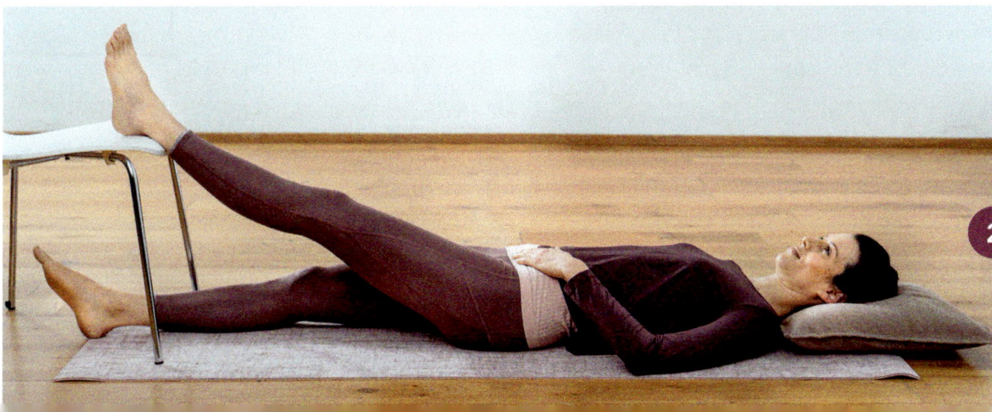

2

DAS ZWERCHFELL

Das Zwerchfell befindet sich im Zentrum des Körpers. Direkt unterhalb davon liegt das sogenannte Sonnengeflecht. Dort vereinigen sich die Fasern des Vagusnervs mit Fasern des Sympathikus zur vegetativen Schaltzentrale für den Bauchraum.

VERSPANNUNGSURSACHEN

Das kuppelförmige Zwerchfell ist unser wichtigster Atemmuskel. Beim Einatmen spannt es sich an und senkt sich ab. Die Lungen werden geweitet und füllen sich mit frischer Luft. Der muskuläre Gegenspieler des Zwerchfells ist die Bauchdecke, die sich beim Ausatmen strafft. Die Bauchorgane drücken das Zwerchfell nach oben, die verbrauchte Luft wird abgeatmet. Im Liegen muss das Zwerchfell nicht mitarbeiten. Die Schwerkraft und die elastischen Fasern des Lungengewebes genügen für die Ausatmung.

Wenn sowohl das Zwerchfell als auch die Bauchdecke angespannt sind, wird die Atmung zwangsläufig flacher. Dies ist immer dann der Fall, wenn das sympathische Nervensystem aktiv ist und wir bereit sind für Kampf oder Flucht. Wenn wir tatsächlich körperlich reagieren können, setzt zum Ausgleich die Brustkorbatmung ein. Wenn wir dagegen eher reglos in einer unangenehmen Besprechung sitzen und uns vielleicht auch noch gegen die böswilligen Anschuldigungen eines Kollegen zu Wehr setzen müssen, dann verspannen wir uns innerlich.

Genau wie der Beckenboden steht auch das Zwerchfell mit den benachbarten Organen in enger Wechselwirkung. Rechts vorn unter dem Zwerchfell liegt die Leber, links vorn der Magen, links außen die Milz und in der Mitte hinten rechts und links die Nieren und Nebennieren. Erkranken diese Organe, kann sich das Zwerchfell verspannen. Umgekehrt leiden die Organe, wenn sie auf die rhythmischen Bewegungsimpulse des Zwerchfells verzichten müssen, die ihre Durchblutung und Funktion unterstützen.

Das Zwerchfell ist vielen emotionalen Einflüssen ausgesetzt, und der Volksmund weiß um diese Zusammenhänge. Manch einer hält vor Schreck die Luft an oder spürt, dass ihm schlimme Ereignisse und ungelöste Probleme »an die Nieren gehen«. Sind die Nieren angespannt, ist es auch das Zwerchfell.

BENÖTIGTE HILFSMITTEL

- eine 500 Gramm schwere Gewichtsmanschette oder ersatzweise eine Wärmflasche, die mit einem halben Liter lauwarmem Wasser gefüllt ist
- ein großes und mehrere kleine Kissen

ENTSPANNUNG DES ZWERCHFELLS

- Legen Sie sich auf die Seite. Wenn Sie eine Lieblingsseite haben, auf der Sie besser einschlafen können, dann beginnen Sie dort. Lagern Sie den Oberkörper und den Kopf mithilfe der Kissen so hoch, dass die Seitneigung der Brust- und Halswirbelsäule noch angenehm ist.
- Beugen Sie die Hüftgelenke etwa 50 Grad und die Kniegelenke so weit, wie es Ihnen schmerz- und spannungsfrei möglich ist.
- Legen Sie die Gewichtsmanschette oder die Wärmflasche quer auf den unteren Rippenbogen im unteren Teil des Brustkorbs. (1)
- Bleiben Sie 3 bis 5 Minuten in dieser Position liegen. Atmen Sie ruhig und regelmäßig und geben Sie dem Gewicht der Gewichtsmanschette oder der Wärmflasche beim Ausatmen so gut wie möglich nach.
- Wechseln Sie die Seite und nehmen Sie sich noch einmal 3 bis 5 Minuten Zeit für die Entspannung.

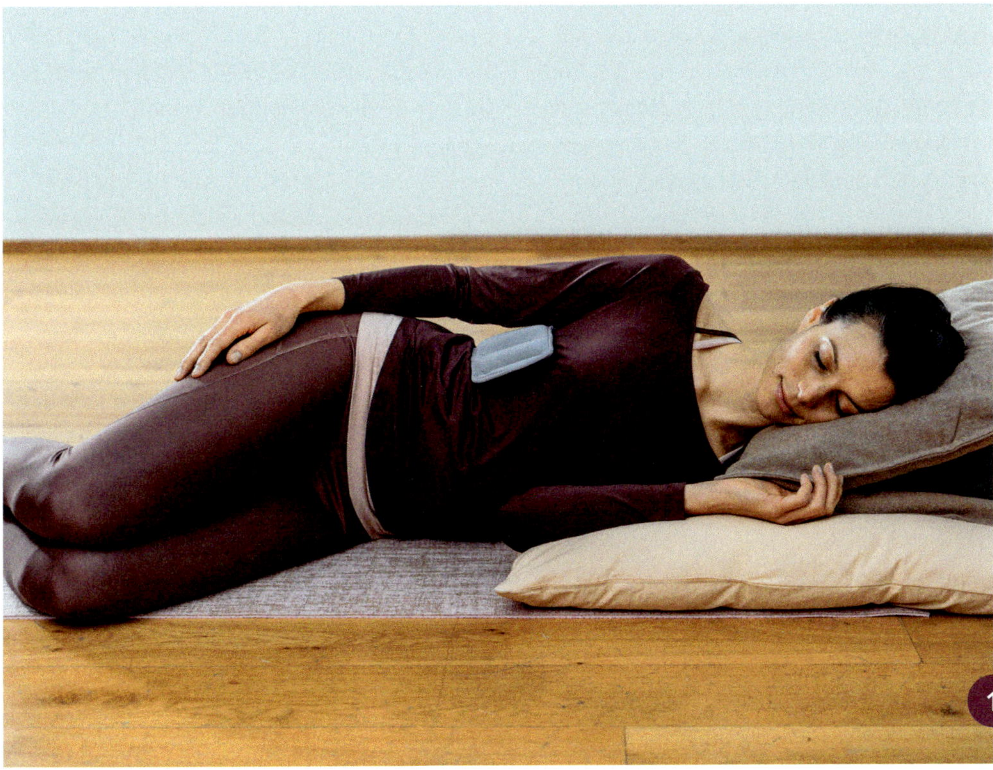

1

DER KOPFNICKER

Der Kopfnicker (Musculus sternocleidomastoideus) verläuft von Schlüssel- und Brustbein zum direkt hinter dem Ohr tastbaren Warzenfortsatz. Er wird vom elften Hirnnerv versorgt, dem unmittelbaren Nachbarn des Vagusnervs.

Es gibt noch weitere Zusammenhänge: Parallel zum Kopfnicker verläuft in der Tiefe eine sogenannte Gefäß-Nerven-Scheide, also eine schützende Faszienröhre. Sie umhüllt eine große Vene, die sogenannte Drosselvene, die Halsschlagader und den Vagusnerv, der auf diese Weise vom Drosselloch in der Schädelbasis zur oberen Öffnung des Brustkorbs gelangt **(siehe Seite 18 f.)**. Wenn das vegetative Nervensystem aus dem Gleichgewicht geraten ist, ist nicht allein der Vagusnerv angespannt. Meist sind auch der Kopfnicker sowie weitere Muskelgruppen betroffen. Hier sind im Besonderen die Treppenmuskeln (*Musculi scaleni*) zu nennen, die als seitliche Stabilisatoren der Halswirbelsäule dienen.

VERSPANNUNGSURSACHEN

Wenn wir den rechten und den linken Kopfnicker gleichermaßen anspannen, legt sich unser Kopf in den Nacken, sodass wir zum Beispiel nach oben schauen können. Ist die aufrichtende Muskulatur der Halswirbelsäule zu schwach, wird der Kopf stattdessen nach vorn geschoben, sodass sich sein Schwerpunkt deutlich vor dem Rumpf befindet. Dies ist bei den meisten Menschen der Fall, die viel Zeit im Büro und am Schreibtisch verbringen. Die Problematik entwickelt sich vor allem dann, wenn jemand lange Zeit auf einen Bildschirm starrt. In dieser Situation müssen die Haltemuskeln an der Rückseite der Halswirbelsäule erheblich mehr arbeiten, sodass es dort zu Verspannungen kommt.

Wenn wir den Kopfnicker einseitig anspannen, dreht sich der Kopf, zum Beispiel im Rahmen der sogenannten Orientierungsreaktion. Dieser Reflex kann durch einen Knall oder eine unerwartete Bewegung am Rand des Gesichtsfelds ausgelöst werden. Blitzschnell wenden wir uns dem Reiz zu, um abzuklären, ob uns Gefahr droht. Eine ausführliche Erläuterung des Orientierungsreflexes finden Sie auf **Seite 70 f.**

Wird der Bildschirm zum Beispiel nicht mittig, sondern seitlich auf dem Schreibtisch platziert, kann es durch die erzwungene Kopfdrehung mit der Zeit zu einseitigen Verspannungen des Kopfnickers kommen.

BENÖTIGTE HILFSMITTEL

- ein großes und mehrere kleine Kissen

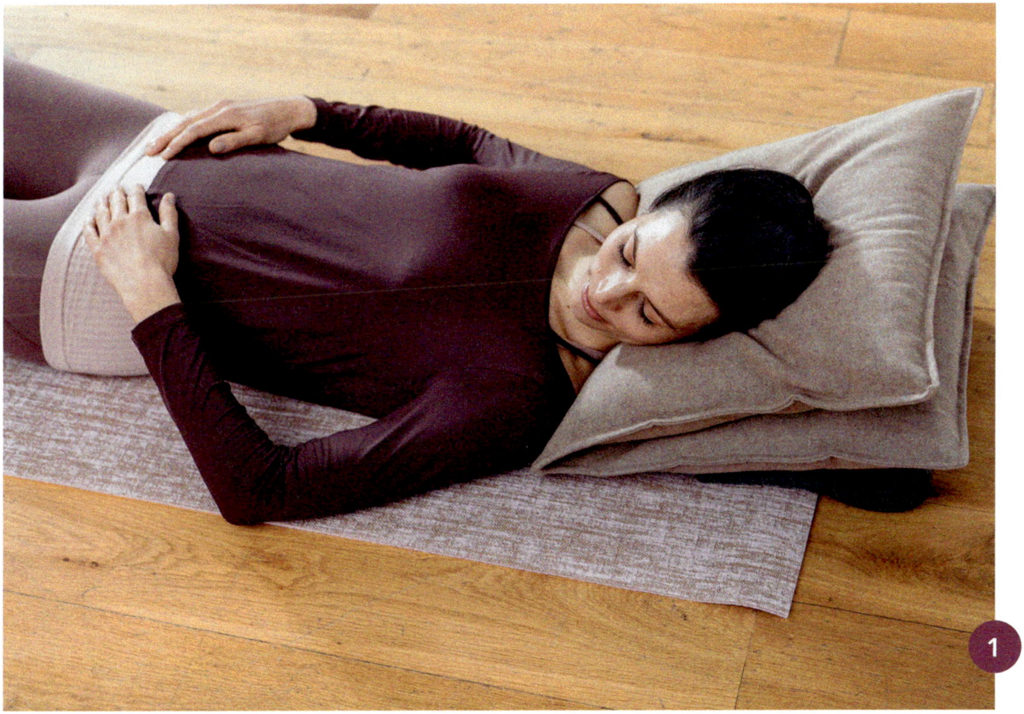

RELEASE DES KOPFNICKERS

- Legen Sie sich auf den Rücken. Lagern Sie den Kopf mithilfe der Kissen so hoch, dass Ihre Halswirbelsäule ungefähr in einem Winkel von 45 Grad gebeugt ist.
- Beginnen Sie mit der Entspannung des rechten Kopfnickers und drehen Sie aus dieser Position den Kopf so weit nach links, bis die Nase zur Achselfalte zeigt. (1)
- Neigen Sie die Halswirbelsäule dabei nicht zur Seite, sondern drehen Sie den Kopf um ihre zentrale Achse.
- Achten Sie darauf, das Gewicht des Kopfes ganz abzugeben. Wenn Sie nicht sicher sind, ob der Muskel wirklich entspannt ist, können Sie die linke Hand zur Kontrolle leicht auf die rechte Halsseite legen.
- Bleiben Sie 3 bis 5 Minuten in dieser Position. Atmen Sie ruhig und regelmäßig und konzentrieren Sie sich dabei vor allem auf die Ausatmung.
- Wechseln Sie die Seite und nehmen Sie sich weitere 3 bis 5 Minuten Zeit für die Entspannung des linken Kopfnickers.

DIE KIEFERMUSKULATUR

Es ist unserem biologischen Erbe geschuldet, dass Stress in Form von chronischen Konflikten die Spannung in der Kaumuskulatur erhöht. Es ist fast, als würden wir am liebsten zubeißen, wenn wir es nur dürften.

Es gibt zwei Muskeln, die den Kiefer schließen: Der Schläfenmuskel (*Musculus temporalis*) verläuft vom Schläfenbein zum sogenannten Kronenfortsatz in Höhe des Kiefergelenks, einem kräftigen Knochenfortsatz des Unterkiefers. Er erfüllt in erster Linie eine statische Haltefunktion. Für das Zubeißen ist der Kaumuskel (*Musculus masseter*) zuständig, der vom Jochbein zum unteren Rand des Unterkiefers zieht. Der innere und der äußere Flügelmuskel (*Musculus pterygoideus internus & lateralis*) ermöglichen die notwendigen Mahlbewegungen von rechts nach links, sodass wir auch gut kauen können.

VERSPANNUNGSURSACHEN

Ein Blick auf unsere tierischen Verwandten zeigt: Der Kiefer und seine Muskeln sind an vielen Verhaltensweisen beteiligt, die sie bei Rangordnungs- und Revierkämpfen an den Tag legen. Das Repertoire reicht von Drohgebärden wie Zähnefletschen und Knurren bis hin zum Zubeißen, wenn der Konflikt eskaliert. Diese psychomotorischen Muster sind auch im menschlichen Nervensystem erhalten geblieben. Der Volksmund kennt ein weiteres Verhaltensschema: »Zähne zusammenbeißen und durch!« Wenn wir gezwungen sind, unsere Belastungsgrenze zu überschreiten, ist diese Anstrengung immer von Spannungen der Kiefermuskulatur begleitet.

Sind Ärger und Stress so groß, dass wir am Abend nicht abschalten können, pressen wir im Schlaf die Zähne aufeinander oder knirschen. Durch den starken Druck können an den Zähnen Schleifspuren entstehen oder das Zahnfleisch kann zurückgehen.

Verspannungen der Kiefermuskulatur können nicht nur psychische, sondern auch körperliche Ursachen haben: Fehlstellungen der Zähne oder ein Störkontakt nach dem Einsetzen einer neuen Krone können die Muskeln irritieren. In diesem Fall ist es mit Entspannungsübungen allein nicht getan. Hier muss ein fachkundiger Zahnarzt für einen korrekten Kieferschluss sorgen. Eine Aufbissschiene kann vorübergehend helfen und hat den weiteren Vorteil, dass sie gleichzeitig die Zahnsubstanz schützt.

BENÖTIGTES HILFSMITTEL

- ein festes Kissen

RELEASE DER KIEFERMUSKULATUR

- Legen Sie sich auf die Seite. Wenn Sie eine Lieblingsseite haben, auf der Sie besser einschlafen können, beginnen Sie dort.
- Lagern Sie den Kopf bequem in neutraler Stellung der Halswirbelsäule. Platzieren Sie das Kissen so, dass es nur den Schädel oberhalb des Gehörgangs stützt. Lösen Sie die Zahnreihen voneinander. Entspannen Sie den Unterkiefer und erlauben Sie ihm, der Schwerkraft folgend Richtung Unterlage zu sinken. (1)
- Bleiben Sie 3 bis 5 Minuten in dieser Position. Atmen Sie ruhig und regelmäßig und konzentrieren Sie sich dabei vor allem auf die Ausatmung.
- Wechseln Sie die Seite und nehmen Sie sich weitere 3 bis 5 Minuten Zeit für die Entspannung der Kiefermuskulatur.

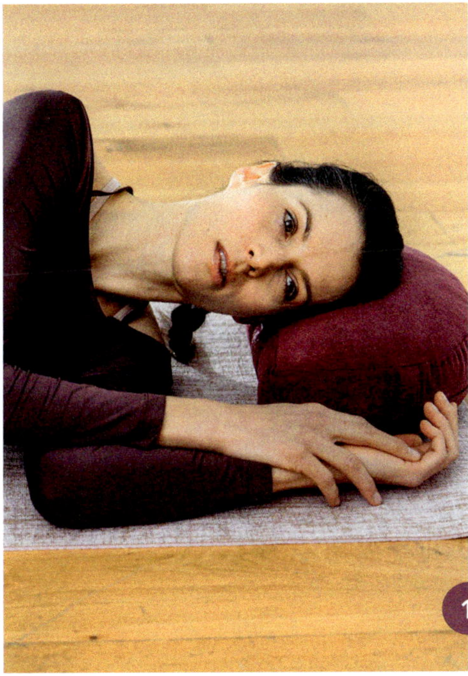

1

ZAHNSCHMERZEN TROTZ GESUNDER ZÄHNE?

In chronisch verspannten Muskeln können sich sogenannte Triggerpunkte bilden. Manchmal bleiben sie zunächst unbemerkt. Doch früher oder später werden sie durch äußere Reize, vor allem durch Kälte, aktiviert und machen sich unangenehm bemerkbar. Stirnband oder Mütze wärmen in der kalten Jahreszeit zwar den Kopf, aber das Gesicht ist Wind und Wetter meist ungeschützt ausgesetzt.
Das Tückische an Triggerpunkten ist eine mögliche Übertragung der Schmerzempfindung. Bei einem verspannten Kaumuskel wird der Schmerz je nach Lage des Triggerpunkts in den Zähnen oder seltener im Ohr wahrgenommen. Wenn der Muskel arbeitet, werden die Schmerzen noch schlimmer, also verstärkt das Kauen die Beschwerden. Hier braucht es einen sorgfältigen Zahnarzt, der bei einem unauffälligen Röntgenbild keinen Zahn zieht und durch Betasten der Muskulatur die eigentliche Ursache ermittelt. Eine kleine Menge eines lokalen Betäubungsmittels, die präzise in den Triggerpunkt gespritzt wird, kann den Schmerz beseitigen. Procain ist dafür am besten geeignet.

DIE GROSSEN GEFÄSSE

Die Hauptschlagader oder Aorta verläuft links der Wirbelsäule. Die größten Venen des Körpers, die obere und untere Hohlvene, liegen rechts davon. Sie transportieren das sauerstoffarme Blut zum Herzen zurück.

Andrew Taylor Still, der Begründer der klassischen Osteopathie, schrieb in seinem ersten Lehrbuch den bedeutenden Satz: »The artery rules everything!« Auf Deutsch könnte man etwa sagen: »Die Arterie regiert alles!« Die Venen sind nicht weniger wichtig. Wo kein Blut fließt, sterben innerhalb kürzester Zeit die Zellen ab. Das menschliche Nervensystem übersteht eine Unterbrechung des Blutkreislaufs nur wenige Minuten. Deshalb sind das Herz und die wichtigsten Gefäße tief im Körper versteckt, um sie vor Verletzungen und Druck zu schützen.

VERSPANNUNGSURSACHEN

Können Gefäße überhaupt verspannen? Ja, denn die Gefäßwand enthält eine Schicht aus glatten Muskelfasern. Diese Muskelschicht ist bei Arterien erheblich kräftiger als bei Venen, da sie einem deutlich höheren Druck standhalten müssen. An- und Entspannung dieser Muskelschicht ermöglichen Veränderungen des Gefäßdurchmessers. Auf diese Weise können die vegetativen Nerven die Blutversorgung in den einzelnen Körperregionen steuern. Dominiert der Vagusnerv, werden der Darm und alle anderen Verdauungsorgane bevorzugt versorgt. Wenn wir uns bedroht fühlen und der Sympathikus den Körper in den Kampf- oder Fluchtmodus versetzt, muss die Muskulatur besonders stark durchblutet werden. Das Herz schlägt schneller und kräftiger, und damit diese Dynamik nicht gebremst wird, sondern als vermehrter Blutfluss in den Muskeln ankommt, muss die Wandspannung der herznahen Gefäße zunehmen. Ein chronisch erhöhtes Aktivitätsniveau des Sympathikus führt deshalb zu Bluthochdruck und belastet das Herz.

Für die folgenden Übungen brauchen Sie ein wenig Erfahrung mit der Release-Technik und etwas Fingerspitzengefühl. Doch wenn Sie es richtig anstellen, können Sie wegen der zentralen Rolle der großen Gefäße einen viel stärkeren Einfluss auf das vegetative Gleichgewicht nehmen als mit der Entspannung von Organen oder Muskeln.

BENÖTIGTE HILFSMITTEL

- ein Kopfkissen, eine Knierolle und eine wärmende Decke
- zwei kleine Kissen zum Stützen der Arme

RELEASE DER GROSSEN GEFÄSSE

- Legen Sie sich auf den Rücken und sorgen Sie mit Kopfkissen, Knierolle und Decke dafür, dass Sie bequem liegen.
- **Entspannung der Hauptschlagader**: Legen Sie den rechten Unterarm diagonal über den Brustkorb, sodass der Zeigefinger knapp unter dem linken Schlüsselbein liegt. Die linke Hand liegt quer über dem Bauch, der kleine Finger auf der Höhe des Bauchnabels. In diesem Bereich gabelt sich die Hauptschlagader in die beiden Beckenarterien. Legen Sie bei Bedarf Kissen unter die Ellenbogen, damit Sie das Gewicht der Arme nicht tragen müssen. (1)
- Stellen Sie sich vor, Sie könnten die Hände in die Tiefe Ihres Körpers sinken lassen. Nicht drücken, das Sinken geschieht nur durch das Gewicht der Hände. So kommen Sie in Kontakt mit der Aorta. Wenn dies gelingt, verändert sich Ihr Atemrhythmus, der Darm beginnt zu glucksen und/oder es wird warm unter Ihren Händen.
- Wenn Ihnen diese Signale verraten, dass die vegetative Umstimmung begonnen hat, bringen Sie die beiden Enden der Hauptschlagader etwas näher zusammen. Bewegen Sie die rechte Hand und das Gewebe darunter einen Millimeter Richtung Bauchnabel und die linke Hand mit dem darunterliegenden Gewebe einen Millimeter Richtung Schlüsselbein.
- Bleiben Sie 3 bis 5 Minuten in dieser Position. Atmen Sie ruhig und regelmäßig und konzentrieren Sie sich dabei vor allem auf die Ausatmung.
- **Entspannung der Hohlvenen**: Es ist nicht zwingend notwendig, im Anschluss auch die Hohlvenen zu entspannen. Wenn Sie die Entspannung noch weiter vertiefen möchten, legen Sie die Hände spiegelverkehrt auf: Der Zeigefinger der linken Hand liegt unter dem rechten Schlüsselbein, der kleine Finger der rechten Hand quer über dem Bauchnabel. Wiederholen Sie den Ablauf wie oben beschrieben.

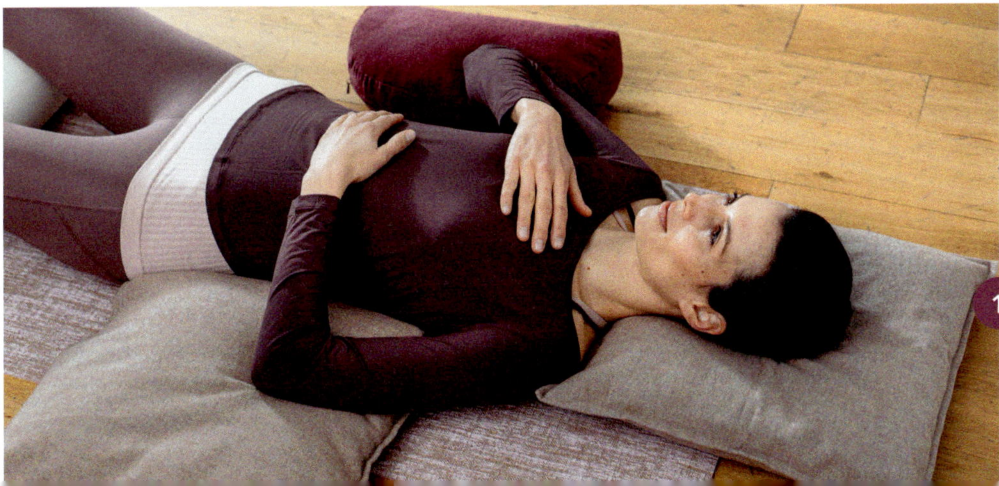

1

DER VAGUSNERV

Wie die großen Gefäße ist auch der Vagusnerv tief im Körper verborgen, was ihn vor Verletzungen und Irritationen durch Druck- oder Zugkräfte im Alltag schützt. Es ist also gar nicht so leicht, Zugang zu ihm zu bekommen.

VERSPANNUNGSURSACHEN

Man könnte sich fragen, ob es überhaupt sinnvoll ist, von einer Anspannung und Entspannung der Nerven zu sprechen. Wieder hilft der Volksmund, der hier zum Beispiel den Ausdruck kennt: »Meine Nerven sind angespannt wie Drahtseile!« Ich selbst kann dies aus jahrelanger therapeutischer Erfahrung nur bestätigen: Es gibt Nerven, die für die tastende Hand sehr viel besser erreichbar sind als der Vagusnerv, wie zum Beispiel der Ischiasnerv auf seinem Weg durch die Kniekehle. Der Ischiasnerv kann tatsächlich so stark unter Spannung stehen, dass man ihn im ersten Moment für eine Sehne halten könnte. Wie ist das möglich?

Es liegt daran, dass ein Nerv auf mikroskopischer Ebene ganz ähnlich aufgebaut ist wie ein Muskel. Die eigentliche Leitungsstruktur sind die langen, dünnen und empfindlichen Fortsätze der Nervenzellen, die sogenannten Axone. Jedes Axon ist zur elektrischen Isolierung auf seiner gesamten Länge von fetthaltigen Zellen umhüllt. Um die Axone gut vor mechanischer Beanspruchung zu schützen, werden zunächst ein paar Dutzend davon von einer hauchzarten Faszie zu Primärbündeln zusammengefasst, die wiederum zu Faszikeln verbunden werden. Zum Schluss umgibt eine besonders kräftige Bindegewebshülle Faszikeln, Polsterfett und Blutgefäße – und fertig ist der Nerv! Wie alle anderen faszialen Strukturen verändern auch die Nervenhüllen abhängig vom Aktivitätsniveau des Sympathikus ihre Spannung.

Dies bedeutet für uns, dass sich das Release-Prinzip auch auf die Struktur des Vagusnervs übertragen lässt. Geschulte therapeutische Hände können während seines gesamten Verlaufs durch den Körper auf ihn einwirken. Leider sind nicht alle Abschnitte des Vagusnervs gleichermaßen gut für die Selbstbehandlung zugänglich. Einen sehr guten Zugang können auch Laien in dem Bereich bekommen, in dem er zusammen mit der Speiseröhre durch das Zwerchfell in den Bauchraum übertritt.

BENÖTIGTE HILFSMITTEL

- ein Kopfkissen, eine Knierolle und eine wärmende Decke
- zwei kleine Kissen zum Stützen der Arme

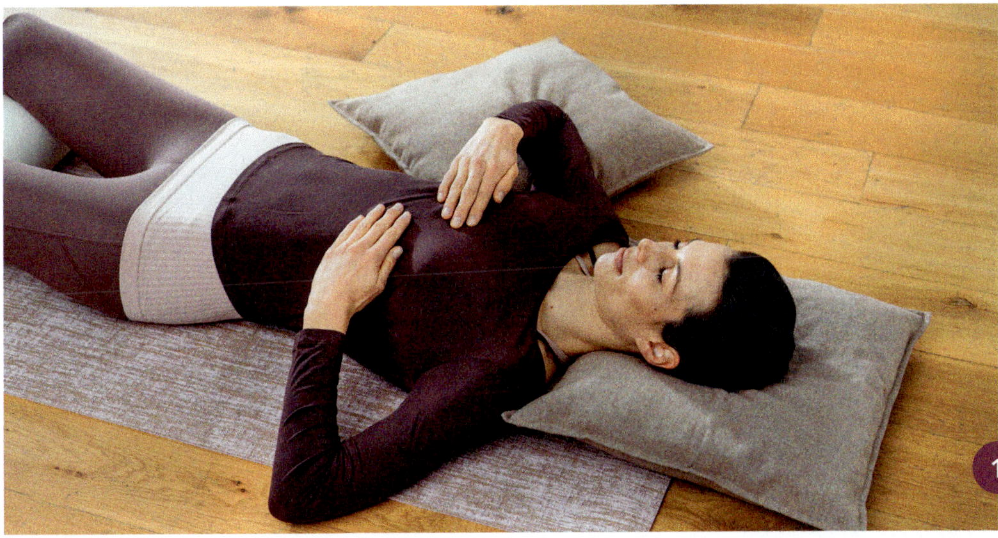

1

ENTSPANNUNG DES VAGUSNERVS

- Legen Sie sich auf den Rücken und sorgen Sie mit Kopfkissen, Knierolle und Decke dafür, dass Sie bequem liegen.
- Legen Sie die linke Hand auf den linken Rippenbogen. Der Zeigefinger befindet sich dort, wo bei Frauen der BH unter der Brust abschließt. Die Zeigefingerkuppe liegt in der Mittellinie des Körpers am unteren Ende des Brustbeins.
- Legen Sie die Fingerkuppe des Mittelfingers Ihrer rechten Hand eine Handbreit darüber auf die Mitte des Brustbeins. Legen Sie bei Bedarf stützende Kissen unter die Ellenbogen. (1)
- Stellen Sie sich vor, Sie könnten die Hände in die Tiefe Ihres Körpers sinken lassen. Nicht drücken, das Sinken geschieht nur durch das Gewicht der Hände. So kommen Sie in Kontakt mit dem Vagusnerv. Wenn dies gelingt, verändert sich Ihr Atemrhythmus, der Darm beginnt zu glucksen und/oder es wird warm unter Ihren Händen.
- Wenn die vegetative Umstimmung begonnen hat, bringen Sie den linken Zeigefinger und den rechten Mittelfinger etwas näher zusammen. Bewegen Sie die linke Hand mit dem darunterliegenden Gewebe einen Millimeter nach oben, die rechte Hand einen Millimeter nach unten.
- Bleiben Sie 5 bis 10 Minuten in dieser Position. Atmen Sie ruhig und regelmäßig und konzentrieren Sie sich dabei vor allem auf die Ausatmung.

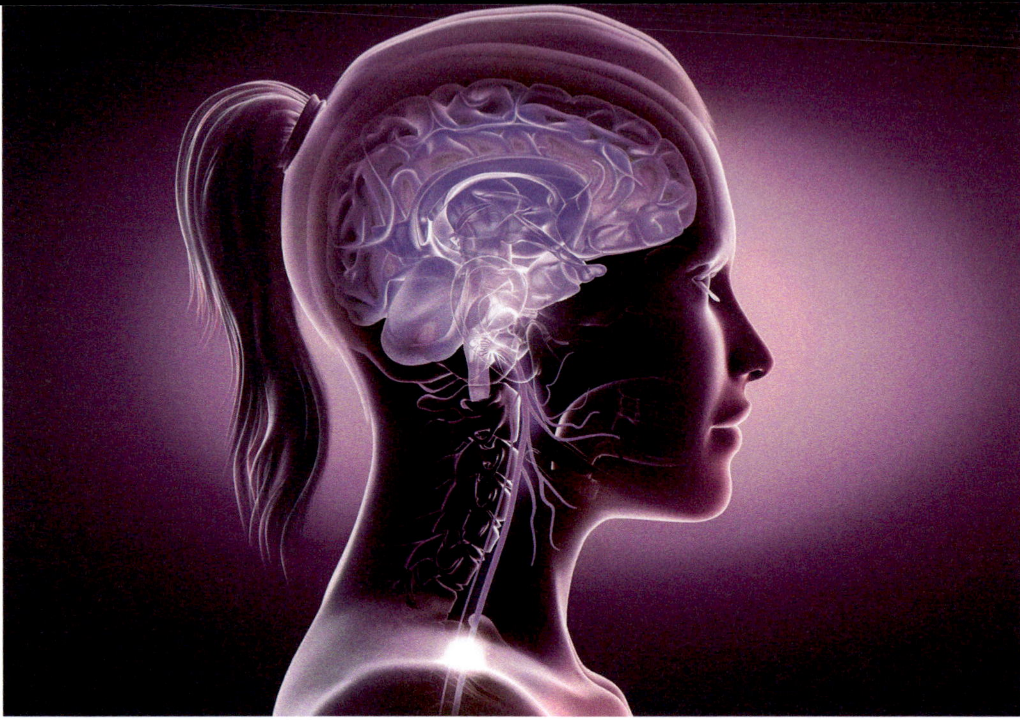

AKTIVIERUNG DER HIRNNERVEN

Das neue parasympathische System hat sich im Laufe der Evolution in einem engen anatomischen und funktionellen Zusammenhang mit den Sinnesorganen und den anderen Hirnnerven entwickelt. Deshalb lässt sich die Aktivität des Vagusnervs – speziell des ventralen Kerngebiets – hervorragend durch die Arbeit mit den benachbarten Hirnnerven fördern, die dem Willen leichter zugänglich sind. Die folgenden Übungen steigern nicht nur Ihr Wohlbefinden, sondern trainieren auch Ihr *social engagement system*. Das sind alle Kommunikationswerkzeuge, die für die nichtverbale Verständigung mit Ihren Mitmenschen von zentraler Bedeutung sind: eine lebendige Mimik, die Fähigkeit, Blickkontakt aufzunehmen und zu halten, und eine angenehme und ausdrucksstarke Stimme.

WAS IST DAS SOCIAL ENGAGEMENT SYSTEM?

Der Begriff Social Engagement System geht ebenfalls auf Stephen Porges, den amerikanischen Psychiater und Begründer der Polyvagal-Theorie zurück (**siehe Seite 20f.**). Porges erkannte die Zusammenhänge zwischen dem Regulationszustand des vegetativen Nervensystems und der Fähigkeit, über die perfekte Mischung aus nonverbaler Kommunikation (Blickkontakt, Mimik, Gestik, Kopf- und Körperhaltung, Tonfall), Sprache und Körperkontakt eine emotionale Verbindung zu anderen Menschen aufzubauen.

Nur wenn wir uns sicher fühlen und das neue parasympathische System am Steuer ist, sind wir sozial in Bestform und zum *attunement* (»Affektabstimmung«) in der Lage. Porges hat diesen Begriff nicht selbst geprägt, sondern aus der Bindungsforschung übernommen. Er ist von dem englischen Wort *tune* (»Melodie«) abgeleitet, und in einer gelungenen Mutter-Kind-Beziehung kann man beobachten, dass sich die Mutter auf die Tonhöhe und Tonfolgen ihres Babys einstimmt. Auch bei Erwachsenen zeigt sich eine gute emotionale Verbindung in sogenannten Resonanzphänomenen, wenn die Gesprächspartner in der Unterhaltung unbewusst Gesichtsausdruck, Kopfhaltung und Stimmfarbe spiegeln.

In seinen Vorträgen verwendete Porges den Begriff des Social Engagement Systems ausschließlich für die Hirnnerven V, VII, IX, X und XI. Da die anderen Hirnnerven für den zwischenmenschlichen Kontakt ebenso wichtig sind, finden Sie auf den nachfolgenden Seiten Informationen und Übungen zu sämtlichen Nachbarn des Vagusnervs.

ÜBUNGEN FÜR EINE BESSERE SELBSTREGULATION

Haben Sie sich im Theorieteil in dem Abschnitt »Unzureichend erlernte Regulation« (**siehe Seite 26f.**) wiedererkannt? Sind Sie vor dem Ende der Siebzigerjahre geboren oder hatten Sie aus einem anderen Grund in den ersten Lebensjahren unter einer Trennung von den Eltern oder unter mangelnder Fürsorge zu leiden? Dann sind die folgenden Übungen für Sie der optimale Start ins Vagus-Training.

Falls Sie später in Ihrem Leben traumatische Situationen erlebt haben, sollten Sie versuchen, mithilfe der Erläuterungen auf **Seite 32ff.** herauszufinden, ob Sie eher unter einer Überaktivität des Sympathikus leiden oder ob bei Ihnen das alte parasympathische Nervensystem dominant ist. Ist Letzteres der Fall, sollten auch Sie zunächst mit den in diesem Kapitel vorgestellten Übungen beginnen, bevor Sie die Release-Techniken (**siehe Seite 40ff.**) ausprobieren.

Die meisten dieser Übungen bedürfen keiner großen Vorbereitungen. Sie lassen sich mühelos in den Alltag einbauen, wenn Sie zwischendrin eine kleine Pause brauchen oder etwas Druck abbauen wollen.

HIRNNERV I – DER GERUCHSSINN

Die lateinische Bezeichnung für den Riechnerv lautet Nervus olfactorius. Das Riechen entwickelte sich aus der ersten Sinnesfunktion, die es schon bei einzelligen Lebewesen gab: der Wahrnehmung chemischer Substanzen in der Umgebung.

DAS RIECHEN: DIE GRUNDLAGE UNSERER URINSTINKTE

Seit es Lebewesen gibt, müssen sie sich ernähren. Ob etwas als Nahrung geeignet ist, hängt von den chemischen Eigenschaften ab. Daher entwickelten die Lebewesen bereits in einem frühen Stadium der Evolution die Fähigkeit, chemische Substanzen in ihrer Umgebung wahrzunehmen und sich auf diese Stoffe zuzubewegen. Als sich schließlich Arten entwickelt hatten, die ein männliches und ein weibliches Geschlecht ausbildeten und sich geschlechtlich fortpflanzten, spielten chemische Stoffe erneut eine maßgebliche Rolle. Sie unterstützen die Männchen dabei, ein Weibchen zu finden, und helfen ihnen festzustellen, ob und wann die Partnerin fruchtbar und zur Paarung bereit ist.

Beim Menschen ist das Riechen nicht weniger wichtig. Im oberen Bereich des Nasenraums befindet sich eine Stelle, an der spezialisierte Sinneszellen in die Schleimhaut eingebettet sind, das sogenannte Riechepithel. Im Grunde handelt es sich bei dem, was wir als Geruch bezeichnen, um winzig kleine chemische Teilchen, die in der Luft schweben. Wenn sich diese Moleküle in der Feuchtigkeit auf der Oberfläche der Schleimhaut lösen, können sie von den Sinneszellen wahrgenommen werden. Die Signale werden von den sogenannten Riechfäden zum ersten Hirnnerv weitergeleitet. Er gibt sie zunächst an das limbische System weiter, also die Hirnregion, die das instinktive Verhalten steuert. So kann es sein, dass wir unbewusst auf Gerüche reagieren, die wir gar nicht bewusst wahrnehmen. Anhand von Aromen entscheiden wir, worauf wir gerade Appetit haben und ob uns das Essen schmeckt. Vor verdorbenen Nahrungsmitteln ekeln wir uns intuitiv. Der Körpergeruch der anderen entscheidet darüber, ob wir jemanden sympathisch oder sogar erotisch anziehend finden oder nicht. Wenn wir uns an einem bestimmten Ort heimisch fühlen, hat das ganz wesentlich damit zu tun, dass uns die Gerüche dort seit frühester Kindheit vertraut sind. Ein Neugeborenes kann noch nicht besonders gut sehen, aber es kann von Anfang an riechen und ist bereits nach wenigen Stunden in der Lage, die eigene Mutter an ihrem individuellen Geruch von allen anderen Menschen zu unterscheiden.

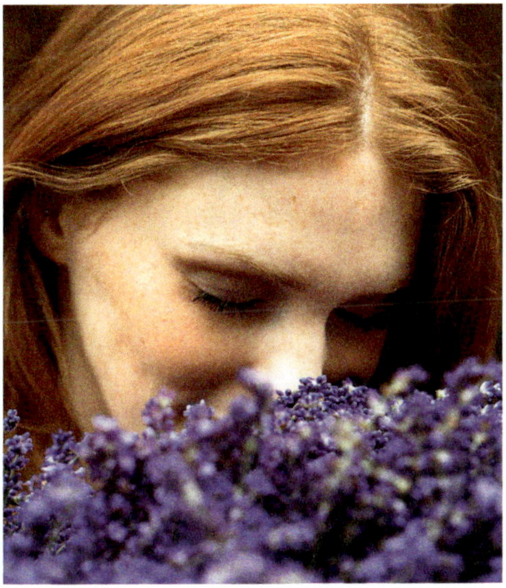

Der Duft von Lavendel hat eine natürlich-beruhigende Wirkung auf den menschlichen Organismus.

BERUHIGUNG DURCH GERÜCHE

Es gibt Aromen, die von Natur aus eine beruhigende Wirkung auf den menschlichen Organismus haben. Dazu gehören zum Beispiel der Geruch von Lavendel und Zirbe. Es gibt viele Möglichkeiten, diese Eigenschaft der Düfte im Alltag zu nutzen. Man kann im Fachhandel naturreine ätherische Öle kaufen und ihren Duft mithilfe von Duftlampen oder Duftsteinen in einem Raum verbreiten. Wer es nicht so intensiv mag, kann sich beispielsweise ein Säckchen mit Lavendelblüten oder Zirbenholzspänen auf das Nachtkästchen legen. Auch Rose und Jasmin wird eine emotional lösende Wirkung zugeschrieben.

Darüber hinaus wird es Gerüche geben, die auf Sie persönlich entspannend wirken, weil sie assoziativ mit angenehmen Situationen verknüpft sind: ein Lieblingsparfüm, der Pullover eines geliebten Menschen oder der Duft von frisch gebackenem Apfelstrudel.

ANREGUNG DURCH GERÜCHE

Sie können diesen Sinneskanal auch nutzen, wenn Sie sich nicht beruhigen möchten, sondern umgekehrt nach einer Möglichkeit suchen, sich aus einem vegetativen oder emotionalen Tief zu befreien. Die ätherischen Öle von Zitrone, Limette, Eukalyptus oder Menthol haben eine belebende Wirkung.

Wohl jeder kennt aus der Literatur oder dem Film die sogenannten Riechfläschchen, die sich früher in den Handtaschen vieler Damen befanden, um Schwindel oder eine drohende Ohnmacht zu bekämpfen – also Zustände mit einer Überaktivität des alten parasympathischen Systems. In den Fläschchen befanden sich Ammoniaksalze, die den Atemantrieb verstärken und auf diese Weise die Sauerstoffversorgung verbessern sollten. Da eine Betonung der Einatmung die Aktivität des Sympathikus stimuliert, hilft bereits das, wenn eine Ohnmacht droht. Mehr zum Thema Atmung erfahren Sie ab **Seite 86.**

Wenn Sie den Kreislauf anregen möchten, geben Sie einfach ein bis zwei Tropfen des bevorzugten ätherischen Öls auf ein Taschentuch, halten Sie es unter die Nase und nehmen Sie ein paar besonders tiefe Atemzüge.

DAS VISUELLE SYSTEM

Das Sehen ist so wichtig und gleichzeitig so komplex, dass gleich vier Hirnnerven dafür nötig sind. Der zweite Hirnnerv, Nervus opticus oder Sehnerv genannt, verbindet Auge und Gehirn. Die Hirnnerven III, IV und VI steuern die Augenmuskeln.

WIR SEHEN NUR DAS, WAS WIR IN DEN BLICK NEHMEN

In jedem Moment unseres Lebens gibt es unendlich viele Dinge zu sehen. Unser Gehirn wäre völlig überfordert, wenn wir uns nicht auf einen kleinen Ausschnitt dieser großen Vielfalt beschränken würden.

Im Zentrum der Netzhaut des Auges befindet sich nur ein relativ kleiner Bereich, in dem wir scharf und detailliert sehen können, die sogenannte Makula. Der Rest der Netzhaut, die sogenannte Peripherie, verfügt über viel weniger Sinneszellen. Wenn wir etwas ganz genau sehen möchten, müssen wir mithilfe der kleinen Muskeln rund ums Auge den Blick darauf richten. Weitere Muskeln müssen die Weite der Pupille und die Form der Linse so anpassen, dass ein scharfes Abbild des betrachteten Gegenstandes auf die Netzhaut fällt. Dies nennt man in der Medizin »fokussieren«, und es ist die Aufgabe der Hirnnerven III, IV und VI. Der zweite Hirnnerv ist der eigentliche Sehnerv, der die Signale dann von der Netzhaut zum Gehirn transportiert. Wieder einmal haben wir es mit einem hochkomplexen System zu tun.

DER ORIENTIERUNGSREFLEX

Unsere Augen sind ständig in Bewegung, obwohl uns dies nur selten bewusst ist. Ihre Steuerung erfolgt unwillkürlich und meist mithilfe genetisch festgelegter Algorithmen.

Im Rahmen dieses Buches ist der sogenannte Orientierungsreflex von besonderer Bedeutung. Um rechtzeitig auf eine drohende Gefahr reagieren können, sollten wir sie möglichst früh erkennen. Deshalb gibt es im Hirnstamm, der ältesten Region unseres Gehirns, ein spezielles Reflexzentrum. Es sorgt dafür, dass wir automatisch versuchen, mit einer kombinierten Bewegung von Kopf und Augen blitzschnell alles zu fokussieren, was neu in unserem Gesichtsfeld auftaucht und sich mit hoher Geschwindigkeit auf uns zubewegt. Auch unerwartete akustische Reize lösen eine Blickwendung aus: Je lauter das Geräusch, desto stärker die Reaktion!

Für Menschen die einen Verkehrsunfall oder ein vergleichbares Trauma erlitten haben, bei dem eine hohe Geschwindigkeit im Spiel war, kann es sehr wichtig sein, diesen neuronalen Vorgang zu verstehen. Wenn ein solcher Unfall passiert, war das angeborene Schutzprogramm nicht erfolgreich. Die Gefahr wurde zu spät erkannt, um sinnvoll reagieren zu können. In Fällen wie diesen konnte der Orientierungsreflex oft nicht komplett ablaufen, sondern wurde an irgendeinem Punkt gewaltsam unterbrochen. Die Betroffenen leiden nach dem Unfall oft noch jahrelang unter Kopf- und Nackenschmerzen, obwohl Untersuchungen zeigen, dass die Halswirbelsäule nicht schwer verletzt wurde.

Der amerikanische Traumatherapeut Peter A. Levine hat in diesem Zusammenhang die Hypothese aufgestellt, dass ein Bewegungsimpuls, der gewissermaßen im Nervensystem »stecken geblieben« ist, weil er nicht vollendet werden konnte, zu einer chronischen Anspannung der beteiligten Muskeln führt. Wenn es gelingt, diesen Impuls aufzuspüren und die Bewegung zu Ende zu bringen, löst sich die Anspannung der Muskeln und der Schmerz verschwindet.

Die folgende Entspannungsübung für das visuelle System hilft allen Menschen, bei denen ein überaktiver oder unvollendeter Orientierungsreflex zu chronischen Beschwerden führt. Wer viel liest oder viel Zeit am Schreibtisch verbringt, kann sie aber auch einfach dazu nutzen, nach einem anstrengenden Tag vor dem Bildschirm die Augen- und Nackenmuskeln zu entspannen.

BENÖTIGTE HILFSMITTEL

- ein Kopfkissen, eine Knierolle und eine wärmende Decke

ENTSPANNUNG FÜR DAS VISUELLE SYSTEM

- Legen Sie sich auf den Rücken und sorgen Sie mit Kopfkissen, Knierolle und Decke dafür, dass Sie bequem liegen.
- Fixieren Sie einen Punkt, der sich gerade vor Ihnen befindet. Drehen Sie den Kopf etwas nach links, ohne den Punkt aus den Augen zu lassen. Wenden Sie den Blick nun so weit nach rechts, wie es ohne eine Bewegung des Kopfes möglich ist. Halten Sie die Position 5 Atemzüge lang. (1) Bringen Sie erst den Kopf, dann die Augen zurück zur Mitte.
- Wiederholen Sie die Übung in folgende Richtungen: Kopf nach rechts, Augen nach links; Kopf nach unten, Augen nach oben; Kopf nach oben, Augen nach unten. Wenn Sie die Übung als wohltuend empfinden, können Sie auch diagonale Bewegungen ausprobieren: Kopf nach rechts unten, Augen nach links oben und so weiter.

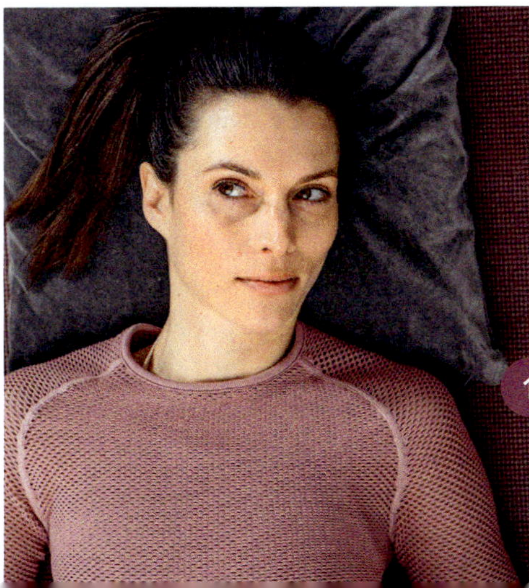

1

HIRNNERV V – DER VIELSEITIGE

Der fünfte Hirnnerv ist der größte, da er viele verschiedene Aufgaben hat. Er heißt Nervus trigeminus, weil er sich kurz nach dem Austritt im Bereich der Hirnbasis in drei kräftige Äste aufteilt: Augennerv, Oberkiefer- und Unterkiefernerv.

FÜHLEN, SCHMECKEN, KAUEN

Der fünfte Hirnnerv ist der wichtigste sensorische Nerv des Gesichts. Ihm haben wir es zu verdanken, dass wir Temperaturreize und Berührungen der Haut einschließlich der Lippen und Ohrmuscheln, der Mundschleimhaut, der Zunge und des Gaumens spüren. Alle Empfindungen der Zähne (Kaudruck, Kälte, Wärme und Schmerz) und des Kiefergelenks werden so ans Hirn weitergegeben. Auch die Geschmackswahrnehmung im Bereich der vorderen beiden Zungendrittel mit den Geschmacksknospen für süß, salzig und sauer nimmt diesen Weg. Zu guter Letzt versorgt er Gehörgang und Trommelfell.

Der Drillingsnerv erfüllt auch diverse motorische Aufgaben: Er versorgt die Kaumuskulatur, die Muskeln des Gaumensegels und zwei Muskeln im Bereich des Mundbodens. Über Querverbindungen bekommt er sogar einige Fasern des parasympathischen Nervensystems, welche die Speicheldrüsen aktivieren. Angesichts der vielfältigen Aufgaben dieses Nervs leuchtet sofort ein, dass er bei einem Säugling intensiv stimuliert wird, der von seiner Mutter gestillt wird. Da das Saugen für ein Baby der Inbegriff von Beruhigung und Aktivierung des neuen parasympathischen Systems ist, bleibt dieser Nerv weiterhin ein geeigneter Zugang, um Zustände tiefer Entspannung oder inniger Zweisamkeit zu erreichen. Denn beim Austausch von Zärtlichkeiten wie dem Küssen oder dem Knabbern am Ohrläppchen wird dieser Nerv ebenfalls stimuliert, und zwar bei beiden Beteiligten.

WAS SICH UNSERE KULTUR SONST NOCH AUSGEDACHT HAT

Dass Kauen und Knabbern (am besten salzig), Lutschen und Saugen (am besten süß-sauer) auch Erwachsene beruhigt, ist ebenfalls auf die intensive Stimulation des Drillingsnervs zurückzuführen. Da auch andere Hirnnerven daran beteiligt sind, werde ich später darauf zurückkommen (**siehe Seite 84**).

Eine gute Alternative für die Figurbewussten ist die aufwendige Gesichtspflege, bei der getupft und gecremt, geklopft und massiert wird, dass es eine wahre Freude ist – vor allem, wenn es dazu auch noch gut riecht! Viele genießen dies umso mehr, wenn sie von geschultem Fachpersonal behandelt werden.

ENTSPANNUNG FÜR DEN FÜNFTEN HIRNNERV

- Setzen Sie sich so hin, dass Sie den Hinterkopf anlehnen können.
- Legen Sie die Kuppen beider Mittel- oder Zeigefinger unmittelbar unterhalb des Haaransatzes nebeneinander an die Mittellinie der Stirn. Streichen Sie mit festem, aber angenehmem Druck parallel zum Haaransatz nach außen (1) und beenden Sie die Bewegung auf beiden Seiten mit einem kleinen Kreis auf der Schläfe. Kehren Sie zur Mittellinie zurück, setzen Sie einen Fingerbreit tiefer an und streichen Sie erneut von innen nach außen. Wiederholen Sie den Vorgang, bis Sie bei den Augenbrauen angelangt sind.
- Nehmen Sie sich besonders viel Zeit für die Augenbrauen. Fahren Sie mit den Fingern mit kreisenden Bewegungen und sanftem Druck von den inneren zu den äußeren Augenwinkeln.
- Setzen Sie die Massage unterhalb der Augenhöhle fort und kreisen Sie Fingerbreit um Fingerbreit vom Nasenrücken nach außen bis zur Schläfe. (2)
- Ab der Nasenspitze geht es zunächst von der Oberlippe zum Ohr, dann unterhalb der Unterlippe zum Unterkieferrand weiter.
- Nehmen Sie sich zum Abschluss noch etwas Zeit für Ihre Ohren. Fassen Sie Ihre beiden Ohrläppchen jeweils zwischen Daumen und Zeigefinger und kneten Sie sie eine Weile sanft. (3)

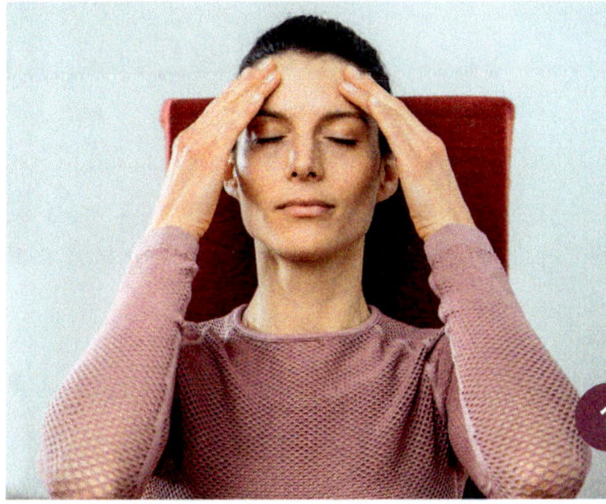
1

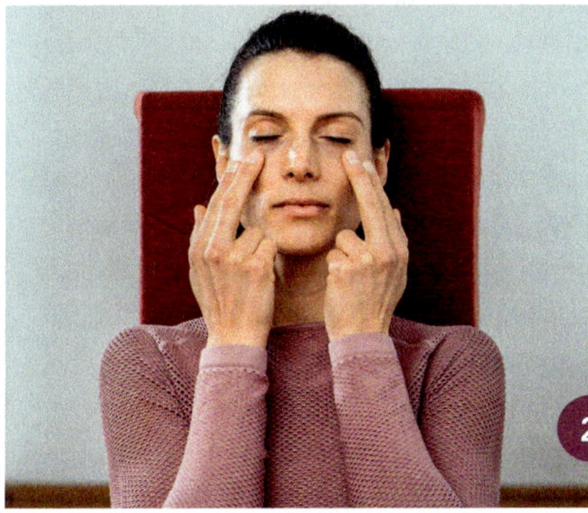
2

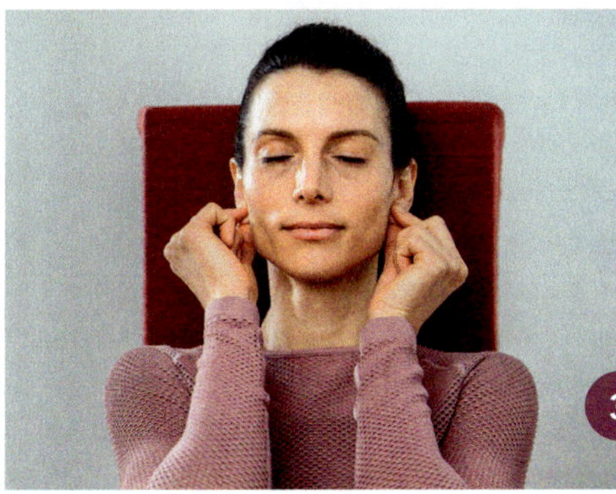
3

HIRNNERV VII – DIE MIMIK

Wir haben auf jeder Seite des Gesichts 23 mimische Muskeln und können damit Hunderte von Gesichtsausdrücken erzeugen. Die Sprache der Mimik ist universell und wird über die Kulturgrenzen hinweg auf der ganzen Welt verstanden.

DAS GESICHT, DER SPIEGEL DER EMOTIONEN

Eines von Charles Darwins Büchern trägt den Titel *Der Ausdruck der Gemütsbewegung bei dem Menschen und den Tieren*. Auf seinen Expeditionen war ihm klar geworden, dass bestimmte Emotionen bei allen Menschen auf allen fünf Kontinenten der Erde anhand der gleichen Gestik und Körpersprache erkennbar sind. Darüber hinaus stellte er fest, dass es auch in der Tierwelt vergleichbare Phänomene gibt.

Diese universellen Urgefühle sind Trauer, Ärger und Wut, Überraschung, Angst, Ekel, Verachtung und Freude. Der amerikanische Psychologieprofessor Paul Ekman wies viele Jahre später nach, dass es gesunden Menschen kaum möglich ist, den Ausdruck dieser Emotionen zu unterdrücken, wenngleich sie dies in manchen Situationen aus diplomatischen oder taktischen Gründen gern tun würden. Er wurde zum Experten für die sogenannten Mikroexpressionen, also das kurze Aufblitzen der wahren Gefühle in öffentlichen Situationen, das auch in Zeitlupenaufnahmen nachgewiesen werden kann.

FINGER WEG VOM BOTOX!

Emotionen haben im sozialen Umfeld eine äußerst wichtige Signalfunktion. Angenommen, eine Vorgesetzte sagt zu einem Mitarbeiter: »Ich bin ganz und gar nicht zufrieden mit Ihrer Arbeit!«, und lächelt dabei freundlich. Unter diesen Umständen darf sie sich nicht wundern, wenn sie nicht ernstgenommen wird. Um Verärgerung auszudrücken, benötigen wir die Muskeln zwischen den Augenbrauen. Wer sie mit Botox ausschaltet, weil die senkrechte Falte nicht schön aussieht, beeinträchtigt die mimische Verständigung. Noch schlimmer ist es, wenn jemand die Lächelmuskeln rund um die Augen lahmlegen lässt, weil er oder sie keine Krähenfüße bekommen möchte. Wenn nur der Mund lächelt, die Augen aber ausdruckslos bleiben, wirkt das Lächeln aufgesetzt und künstlich. Wie Paul Ekman nachwies, sind die Wechselwirkungen auch im Falle der Mimik bidirektional: Wenn sich ein Mensch freut, lächelt er; wenn er die Lächelmuskeln aktiviert (wie in Ekmans Experiment, um einen Stift zwischen die Zähne zu klemmen), verbessert sich seine Stimmung. Hinzu kommt: Die Aktivität der mimischen Muskeln lässt uns spüren, in welcher emotionalen Verfassung wir uns befinden. Wer sich das Gesicht mit Botox glätten lässt, muss also damit rechnen, dass auch sein Gefühlsleben entsprechend verflacht.

AUSDRUCK DER VEGETATIVEN VERFASSUNG

Menschen, die sich in einem Dauerzustand der sympathischen Mobilisierung durch Angst oder Wut befinden, sind diese Emotionen nicht so deutlich ins Gesicht geschrieben, wie das bei »frischen« Emotionen der Fall ist. Aber ein geschulter Bobachter kann ihre Angst an hochgezogenen Oberlidern in Kombination mit angespannten Unterlidern und einer ausdrucksarmen unteren Gesichtshälfte erkennen. Wut äußert sich in Form von gesenkten, zusammengezogenen Augenbrauen und schmal aufeinandergepressten Lippen. Eine Dominanz des alten parasympathischen Systems ist ebenfalls deutlich erkennbar. Der Körper wird starr, das Gesicht – besonders die Partie um die Augen und die Stirn – wird ausdruckslos. Je früher und je schwerer ein Mensch traumatisiert wurde, desto stärker ist dieser Verlust an Lebendigkeit ausgeprägt. Doch jeder kann das von Paul Ekman beschriebene Prinzip des *embodiment* (der wechselseitigen Beeinflussung von Körper und Geist) nutzen: Wer Bewegung in sein Gesicht bringt, bringt damit auch seine Gefühle in Schwung und trägt dazu bei, den neuen Anteil des Vagusnervs zu aktivieren.

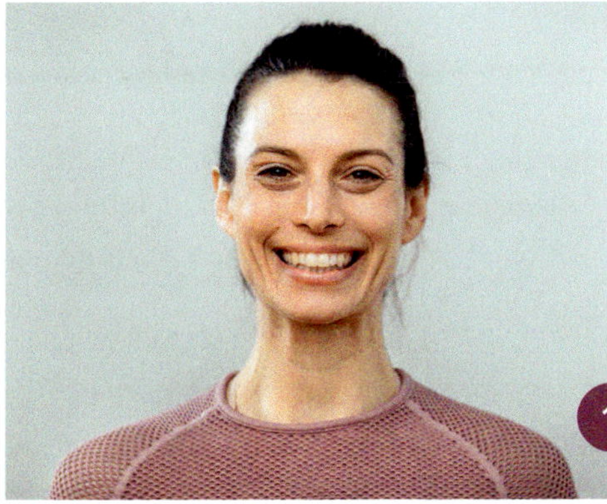
1

LEBENDIGE MIMIK

- Anfangs kann es hilfreich sein, beim Üben in den Spiegel zu schauen, aber nach einer Weile brauchen Sie ihn nicht mehr.
- Beginnen Sie mit der unteren Gesichtshälfte. Ziehen Sie den Mund erst möglichst breit auseinander (1) und dann so stark wie möglich zusammen. Wechseln Sie 5-mal hin und her. Testen Sie, was Sie mit dem Mund sonst noch machen können: schmollen, Zähne fletschen und so weiter.
- Arbeiten Sie nun mit der oberen Gesichtshälfte. Heben Sie die Augenbrauen möglichst weit nach oben und reißen Sie die Augen auf. Ziehen Sie sie dann nach unten und zusammen und kneifen Sie fest die Augen zu. Wechseln Sie wieder 5-mal zwischen beiden Positionen. Experimentieren Sie nun auch mit der Augenpartie.
- Zum Abschluss ist jede Grimasse erlaubt, die Ihnen einfällt. Haben Sie Spaß dabei!

HIRNNERV VIII – DAS GEHÖR

Dem achten Hirnnerv oder Nervus vestibulocochlearis sind gleich zwei Doppelseiten gewidmet. Denn kurz vor seinem Ziel, dem Innenohr, spaltet er sich in zwei Nerven mit ganz unterschiedlichen Aufgaben auf. Eine davon ist das Hören.

DAS HÖREN UND DAS VEGETATIVE NERVENSYSTEM

Wie wir inzwischen wissen, hängt der Regulationszustand des vegetativen Nervensystems davon ab, ob wir uns sicher oder bedroht fühlen. Das Hören kann als »Fernsinn« eine wichtige Rolle dabei spielen, dass wir eine drohende Gefahr schon wahrnehmen, wenn sie noch weit genug entfernt ist, damit wir fliehen oder uns verstecken können. Über das Gehör können aber nicht nur Bedrohungen, sondern auch Signale wahrgenommen werden, die uns ein Gefühl von Sicherheit vermitteln. Dazu verfügen wir einerseits über angeborene Algorithmen, andererseits können sich auch aus der persönlichen Lebenserfahrung weitere positive oder negative Assoziationen ergeben.

Beginnen wir mit den »Grundannahmen« des akustischen Systems. Geräusche mit einer tiefen Frequenz vermitteln uns ein Gefühl von Gefahr. In der Natur sind das etwa das Grollen des Donners, das Knurren eines Raubtieres oder das Rauschen eines Flusses, der starkes Hochwasser führt. In der Zivilisation sind es die Vibrationen großer Motoren, die bei anfälligen Menschen dazu beitragen, dass es ihnen im Bus, auf dem Schiff oder im Flugzeug übel wird. Dieser psychoakustische Effekt wird in Actionfilmen gern genutzt: Das nahende Unheil wird immer von tiefen Bässen angekündigt. Sehr hohe, grelle Töne wirken ebenfalls als Gefahrensignal. In der Natur hört man sie in Form von Warn-, Angst- oder Schmerzensschreien. In einer menschengemachten Umwelt dienen diese Frequenzen deshalb häufig als Weck- oder Alarmsignale, zum Beispiel bei Rauchmeldern oder dem Martinshorn des Rettungswagens.

Sicherheit und Geborgenheit werden dagegen vom mittleren Frequenzbereich, insbesondere der weiblichen Stimme vermittelt. Es gibt eine Reihe von Naturgeräuschen, die fast jeder als beruhigend empfindet, zum Beispiel das Gezwitscher der Vögel, das Plätschern eines Baches oder sanfter Wellen am Strand.

Auch die Wechselwirkung zwischen der Geräuschwahrnehmung und dem Regulationszustand ist bidirektional: Wer sich in einem Aktivierungs- oder Erstarrungszustand befindet, kann die menschliche Stimme nicht mehr so gut aus Umgebungsgeräuschen herausfiltern.

BERUHIGUNG DURCH MUSIK

Die Frequenz der Töne ist nur einer von mehreren Aspekten, die über die Wirkung von Musik auf unsere emotionale und vegetative Verfassung entscheiden. Natürlich kommt es auch auf Tempo und Rhythmus an, auf Harmonie oder Dissonanz. Musik ist eine eigene Form der Sprache, die alles ausdrücken kann. Wer Musik zur Entspannung einsetzen möchte, sollte dazu eher ruhige Stücke mit lieblicher Melodie wählen. Instrumente wie Geige oder Querflöte haben eine ganz ähnliche Wirkung wie der Gesang einer Frau. Der Fachhandel bietet eine breite Palette von Musik, die speziell zu diesem Zweck produziert und oft als Meditationsmusik bezeichnet wird.
Besonders intensiv ist die Wirkung, wenn wir selbst Musik machen – vor allem beim Singen. Denn dabei wird gleich ein halbes Dutzend Hirnnerven aktiviert. Außerdem ist das Singen in der Gruppe für Menschen eines der stärksten Resonanzerlebnisse überhaupt. Deshalb gibt es in jeder Kultur Rituale, bei denen Musik und gemeinsamer Gesang eine zentrale Rolle spielen.
Wenn Chor oder Gesangsverein nichts für Sie sind und auch das kollektive Mantrasingen zum Beispiel im Yoga nicht »Ihr Ding« ist, bleibt Ihnen immer noch die Möglichkeit, Ihre Lieblingsmusik aufzulegen und mitzusingen. Falls Sie sich scheuen, zu Hause loszuschmettern, weil Ihre Wohnung sehr hellhörig ist, ist vielleicht das Auto ein guter Ort dafür. Da hört ganz bestimmt niemand mit!

BELEBUNG DURCH MUSIK

Wenn Sie keine ruhige und getragene Musik, sondern eher rhythmisch-dynamische Stücke wählen, erzielen Sie den gegenteiligen Effekt: Sie können sich damit in einen Zustand der Mobilisierung ohne Angst versetzen und das dopaminbedingte Hochgefühl genießen. Der Mensch tut auch dies gern in der Gemeinschaft. Es ist eines der Erfolgsrezepte der Rock- und Popmusik. Bei einem tollen Konzert in einem großen Stadium geraten viele Menschen in eine Art Glücksrausch. Im Alltag kann es eine hilfreiche Energiespritze sein, die Musik zu hören, die man auf einem legendären Konzert gehört oder zu der man ganze Nächte durchgetanzt hat.

Lassen Sie sich von der belebenden Wirkung der Musik mitreißen und von Glücksgefühlen durchströmen.

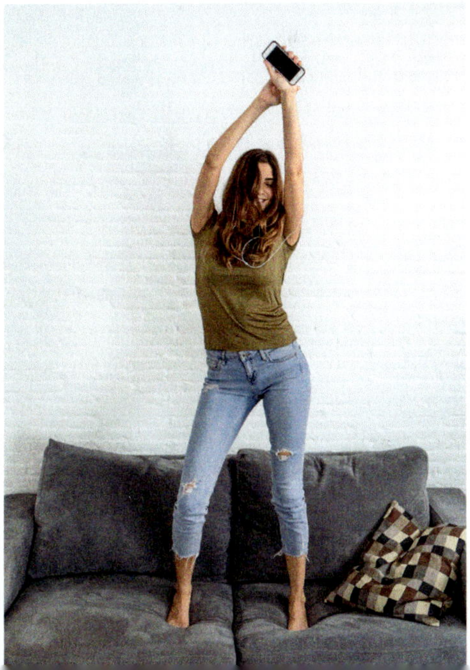

HIRNNERV VIII – DAS GLEICHGEWICHT

Der zweite Teil des achten Hirnnervs verbindet das Gehirn mit den Bogengängen in unserem Innenohr – einem Sinnesorgan für Beschleunigungskräfte, das für unser Gleichgewicht von sehr großer Bedeutung ist.

DER GLEICHGEWICHTSSINN IST EIN KOMPLEXES SYSTEM

Das Innenohr leistet einen sehr wichtigen, aber nicht den einzigen Beitrag dazu, dass wir eine aufrechte Haltung einnehmen und uns sicher bewegen können. Sobald wir uns in Bewegung setzen, versorgt es das Gehirn mit allen Informationen darüber, wie schnell und in welche Richtung wir unterwegs sind. Es meldet auch, sobald wir abbremsen, um zum Stillstand zu kommen. Doch wenn wir uns mit gleichbleibender Geschwindigkeit vorwärtsbewegen, bleibt dieses Sinnesorgan stumm. Deshalb können wir im Flugzeug oder Zug beinahe vergessen, dass wir mit hohem Tempo unterwegs sind, wenn wir nicht aus dem Fenster schauen, sondern uns auf ein Buch oder einen Film konzentrieren.

Für die perfekte Koordination des Köpers im Raum braucht das Gehirn noch viele weitere Informationen: Die Druckrezeptoren der Haut und die unzähligen Rezeptoren in Muskeln, Sehnen, Gelenken, Bandscheiben und Knochen melden ihm, aus welcher Richtung die Schwerkraft auf den Körper wirkt. In Bewegung kommt noch die sogenannte Fliehkraft hinzu (damit bezeichnet man zum Beispiel die Kraft, mit der wir beim Start im Flugzeug in den Sitz gedrückt werden). Zu guter Letzt rundet die Rückmeldung der Augen die Informationssammlung ab.

WODURCH ENTSTEHEN SCHWINDELGEFÜHLE?

Anders als für Druck, Schmerz oder die Temperatur gibt es keine speziellen Sinneszellen für »Schwindel«. Der Schwindel ist ein Gefühl, das im Gehirn entsteht, wenn die oben genannten Sinnesorgane und -zellen zu viele, zu starke oder auch widersprüchliche Signale an die für das Gleichgewicht zuständigen Zentren schicken. Eine weitere Möglichkeit ist, dass das »Rechenzentrum« in Hirnstamm zu wenig Sauerstoff bekommt und seiner anspruchsvollen Aufgabe, die eingehenden Informationen miteinander abzugleichen, nicht schnell genug nachkommen kann. Niedriger Blutdruck aufgrund einer Dominanz des alten parasympathischen Systems kann der Grund dafür sein. Der Genuss von Alkohol oder die Einnahme von Beruhigungsmitteln können ebenfalls Schwindelgefühle verursachen.

BERUHIGUNG DURCH BEWEGUNG

Ein sehr gutes neurophysiologisches Rezept zur Beruhigung und Stimulation des Vagusnervs lautet *wrapping and rocking* (»einhüllen und sanft schaukeln«). Es funktioniert ein Leben lang, von der Babywiege bis zur Hängematte in Opas Garten. Wenn kein Platz für eine Hängematte vorhanden ist, kann auch ein Schaukelstuhl oder ein eiförmiger Hängesessel gute Dienste leisten. Aber die regelmäßige Stimulation des Gleichgewichtssinns dient nicht nur der momentanen Beruhigung. Sie spielt eine ungeheuer wichtige Rolle, um die Koordinationsfähigkeit bis ins hohe Alter zu erhalten und Stürze mit ihren oft tragischen Folgen zu vermeiden.

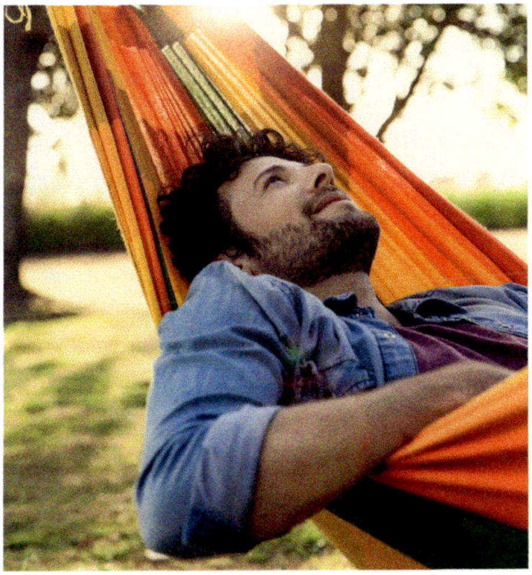

Wenn wir eingehüllt und sanft geschaukelt werden, aktiviert dies den Vagusnerv – ein Leben lang.

BELEBUNG DURCH BEWEGUNG

Gesunde Kinder lieben Bewegung – je abwechslungsreicher, desto besser. Es darf auch etwas Nervenkitzel dabei sein, denn dann wird gleich noch die Fähigkeit trainiert, sich aufzuregen und gleich wieder abzuregen. Abenteuerspielplatz, Kletterwald und die große Rutsche im Schwimmbad fördern allesamt die motorische Intelligenz. Es wäre gut, wenn es auch mehr öffentliche Spielplätze für Erwachsene gäbe. Denn für unser Gleichgewichtssystem gilt wie für alle anderen körperlichen Systeme: »Use it or lose it!« Oder frei übersetzt: »Was Sie nicht nutzen, geht verloren!« Es kann also durchaus sinnvoll sein – und Spaß machen –, sich einen Minispielplatz in den eigenen vier Wänden einzurichten.

Es gibt verschiedene Kleingeräte, deren Anschaffung nicht teuer ist und die auch nicht allzu viel Platz einnehmen – zum Beispiel Gymnastikball, Mini-Trampolin, Wackelbrett oder Schwingstäbe, um nur ein paar davon zu nennen. Das sensomotorische Training mit diesen und anderen Geräten wirkt am besten, wenn man es in den Tagesablauf einstreut und jede Stunde ungefähr 3 bis 5 Minuten lang übt. Es ist ideal für alle, die zu Hause arbeiten. Wer auf diese Weise die Sitzphasen unterbricht, kann Stressgefühle reduzieren, ohne müde zu werden. Die kurzen Trainingseinheiten können auch einen großen Beitrag dazu leisten, Verspannungen des Rückens und des Nackens vorzubeugen.

HIRNNERV IX – DAS SCHLUCKEN

Der neunte Hirnnerv heißt in der Medizin Nervus glossopharyngeus, also »Nerv für Zunge und Rachen«, die er mit sensiblen Nerven versorgt. Er ist für das Schlucken unverzichtbar.

SCHMECKEN UND SCHLUCKEN

Neben Zunge und Rachen versorgt dieser Nerv auch das Innenohr und die Umgebung der Gaumenmandeln mit sensiblen Nerven für Berührung, Temperatur und Schmerz. Die Geschmacksnerven des hinteren Zungendrittels, wo die Geschmacksrichtung bitter wahrgenommen wird, finden ebenfalls über den neunten Hirnnerv den Weg ins Gehirn. Einige der Fasern stammen aus dem hinteren Kerngebiet des Vagusnervs (**siehe Seite 18 f.**). Sie steuern die Produktion von Speichel in der Ohrspeicheldrüse und aktivieren die Drüsen der Schleimhaut im Rachen.

Daneben erfüllt der neunte Hirnnerv auch eine sehr wichtige motorische Aufgabe: Er versorgt einen Muskel, der unterhalb des Ohrs am Griffelfortsatz beginnt und in die Rachenwand einstrahlt. Dieser trägt dazu bei, dass der Rachen beim Schlucken angehoben wird. Dadurch schließt sich der Kehldeckel, sodass weder Speichel noch Nahrungsbestandteile in die Luftröhre gelangen können und wir uns nicht verschlucken. Bei manchen Menschen werden auch Teile des Schlundschnürers vom neunten Hirnnerv versorgt. Der Rest dieses Muskels sowie alle weiteren Rachenmuskeln werden vom zehnten Hirnnerv gesteuert, also dem Vagusnerv.

Sowohl die sensible als auch die motorische Funktion des neunten Hirnnervs sind für das Schlucken unverzichtbar. Beeinträchtigungen, zum Beispiel infolge eines Schlaganfalls im Bereich des Hirnstamms, sind äußerst problematisch für die Betroffenen. Denn ein Mensch schluckt nicht nur beim Essen und Trinken, sondern etwa 2000-mal am Tag, da ständig Speichel produziert wird und in den Magen befördert werden muss.

ESSEN BERUHIGT, TRINKEN AUCH

Obwohl das Schlucken alles andere als einfach ist, beherrschen Babys diese Bewegung bereits, bevor sie zur Welt kommen. Sie üben diesen lebenswichtigen Vorgang schon ab der 14. Woche im Mutterleib mit dem Fruchtwasser. Beim Stillen entsteht dann eine Verknüpfung, die uns ein Leben lang begleitet: Essen und Trinken beruhigen – was nur zum Teil an dem liegt, was man dabei zu sich nimmt. Da der neunte und zehnte Hirnnerv so stark am Schluckvorgang beteiligt sind, beruhigt das Schlucken auch dann, wenn man an einem Glas Wasser nippt oder zu-

ckerfreien Kaugummi kaut und vermehrt Speichel produziert, den man dann schluckt. Beim Kaugummikauen werden übrigens auch weitere Hirnnerven aktiviert: Der fünfte Hirnnerv, der einerseits die Kaumuskeln und andererseits die vorderen beiden Drittel der Zunge versorgt, sowie der erste Hirnnerv, der auf die zugesetzten Aromen reagiert.
Essen und Trinken werden in ungeheurem Umfang zur Selbstregulation eingesetzt, wie sich in jedem Supermarkt beobachten lässt. Man muss nur durch die Reihen gehen und aufmerksam registrieren, wie viel Platz für echte Grundnahrungsmittel zur Verfügung steht und wie viele Regale mit Süßigkeiten, Knabbergebäck, Softdrinks und Alkohol gefüllt sind, die nicht nur verzichtbar sind, sondern sogar schaden können. Die Folge: Zwei Drittel der Männer und die Hälfte der Frauen in Deutschland sind übergewichtig.

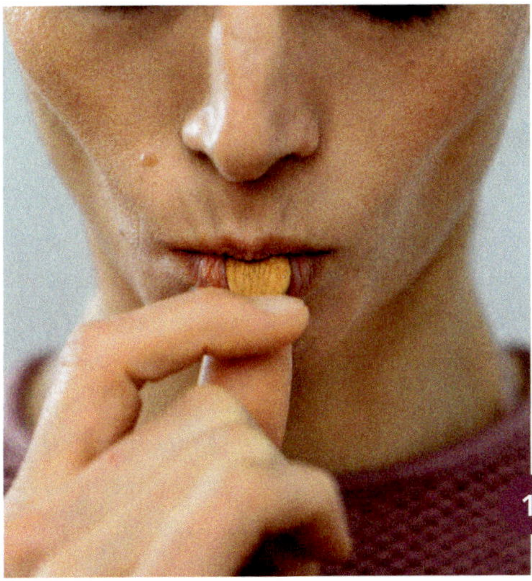

1

SIND SIE EIN STRESSESSER?

Wer es sich einmal zur Gewohnheit gemacht hat, Stress mit Essen oder Trinken zu bewältigen, dem fällt es meist alles andere als leicht, wieder damit aufzuhören. Der folgende Trick kann dabei helfen: Behalten Sie das Ritual bei, aber reduzieren Sie das, was ungesund daran ist, nämlich Zucker, Salz, Fett und Alkohol. Wer mehr als eine Tasse Tee zum Stressabbau benötigt, der kann die nachfolgende Übung ausprobieren.

MANDELMEDITATION

- Besorgen Sie sich eine Tüte mit ungeschälten Mandeln. Öffnen Sie sie und schnuppern Sie an den Kernen, bis Sie den feinen Mandelgeruch wahrnehmen.
- Legen Sie eine Mandel auf die Handfläche und nehmen Sie sie bewusst mit den Lippen auf. (1) Wie fühlt sie sich zwischen Ihren Lippen an?
- Erforschen Sie die Mandel mit der Zunge. Ertasten Sie das spitze und das runde Ende sowie die Rillen an der Oberfläche.
- Behalten Sie die Mandel im Mund, bis die Schale aufgeweicht ist, und lösen Sie sie mit Zunge und Zähnen ab.
- Kauen Sie die Mandel, bis ein gleichmäßiger Brei entstanden ist, und schlucken Sie sie erst dann hinunter.
- Wiederholen Sie die Übung bei Bedarf.

HIRNNERV XI – DIE KOPFWENDUNG

Der elfte Hirnnerv wird auch als akzessorischer Nerv bezeichnet, was so viel bedeutet wie »hinzutretend« oder »weniger wichtig«. Beides ist der Fall.

DEN KOPF DREHEN UND NEIGEN

Das Adjektiv »hinzutretend« ist insofern richtig, weil der elfte Hirnnerv nicht wie die anderen Hirnnerven im Bereich der Hirnbasis austritt. Seine Fasern entspringen etwas tiefer im Bereich des Rückenmarks. Sie ziehen von dort im zentralen Kanal der Halswirbelsäule durch das sogenannte große Loch hinauf in den Schädel, um ihn neben dem neunten und zehnten Hirnnerv sofort wieder durch das Drosselloch zu verlassen. Bei diesem Zusammentreffen gibt der elfte Hirnnerv motorische Fasern an den Vagusnerv ab, die dann die Schlund- und Gaumenmuskeln versorgen.

Die Einordnung des elften Hirnnervs als »weniger wichtig« ist im Vergleich zu den anderen Hirnnerven ebenfalls korrekt, denn er hat nur eine einzige Aufgabe: Er ist für die Innervation zweier Muskeln zuständig. Den ersten Muskel – den Kopfnicker – haben wir bereits auf **Seite 58 f.** kennengelernt. Beim zweiten handelt es sich um den Trapezmuskel. Dies ist ein großer Muskel, der Hals- und Brustwirbelsäule flächig mit dem Schulterblatt verbindet. Sein oberer Anteil bildet die Kontur vom Hals zum Nacken und neigt bei Stress zur Bildung schmerzhafter Triggerpunkte.

STILLHALTEN IST NICHT GUT FÜR DIE MUSKELN

Beide Muskeln sind an den Bewegungen des Kopfes und damit auch am Orientierungsreflex beteiligt (eine ausführliche Erklärung finden Sie auf **Seite 70 f.**).

Stellen Sie sich vor, wie Menschen, die als Jäger und Sammler leben, durch einen Wald streifen. Sie sind ständig damit beschäftigt, sich zu orientieren: Sie überlegen, wo sie beim nächsten Schritt den Fuß hinsetzen sollen. Sie suchen das Dickicht am Boden nach essbaren Pflanzen und die Baumwipfel nach Beutetieren ab. Ihr Kopf und ihre Augen sind ununterbrochen in Bewegung.

Der menschliche Körper ist für diese Bewegung geschaffen. Er ist nicht dafür gemacht, acht Stunden täglich vor dem Bildschirm zu sitzen und mehr oder weniger geradeaus zu starren. Das führt zwangsläufig zu Verspannungen. Zeitdruck und Konflikte verschlimmern die Beschwerden noch weiter. Sorgen Sie zumindest dafür, dass Sie gut sehen und die Augen nicht unnötig anstrengen müssen. Hier empfiehlt sich die Anschaffung einer speziellen Arbeitsplatzbrille. Lassen Sie sich beim Optiker beraten.

Für die folgenden Übungen im Stehen oder Sitzen brauchen Sie keine Hilfsmittel. Sie sind ideal für kurze Pausen im Büro.

HAMPELMANN

- Atmen Sie ein und ziehen Sie dabei langsam beide Schultern so weit wie möglich nach oben. (1)
- Atmen Sie aus und lassen Sie beide Schultern ebenso langsam wieder sinken. (2)
- Atmen Sie kurz durch und wiederholen Sie die Übung 3- bis 5-mal.

MIT DEN OHREN PADDELN

- Lassen Sie sich bei dieser Übung von Ihrer Vorstellung leiten.
- Schließen Sie die Augen und stellen Sie sich vor, ein Kajakpaddel würde in Verlängerung der Gehörgänge rechts und links aus Ihrem Schädel ragen.
- Neigen Sie den Kopf nach links. Damit ist das rechte Ohr höher als das linke. Bewegen Sie das rechte Ohr (mit dem imaginären Paddel) nach vorn unten. Dabei geht das linke Ohr nach hinten oben. Bewegen Sie nun das linke Ohr nach vorn unten, das rechte Ohr geht nach hinten oben. (3) Setzen Sie diese Kreisbewegung 30 Sekunden lang fort. Achten Sie darauf, kleine und langsame Bewegungen zu machen. Bewegen Sie nicht die ganze Halswirbelsäule, sondern ausschließlich den Kopf.
- Wenn Sie mühelos vorwärts »paddeln« können, probieren Sie es rückwärts.

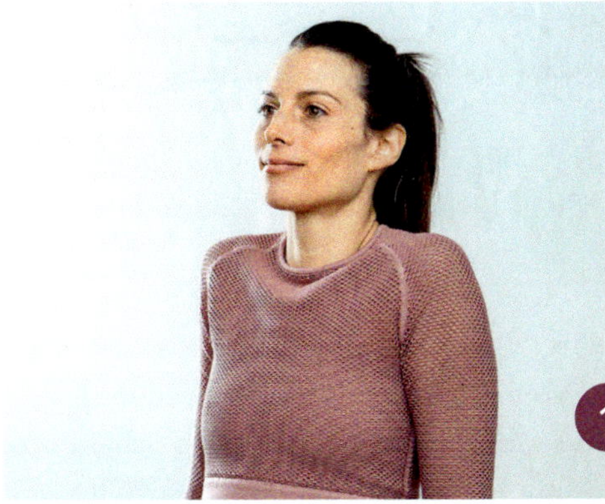

1

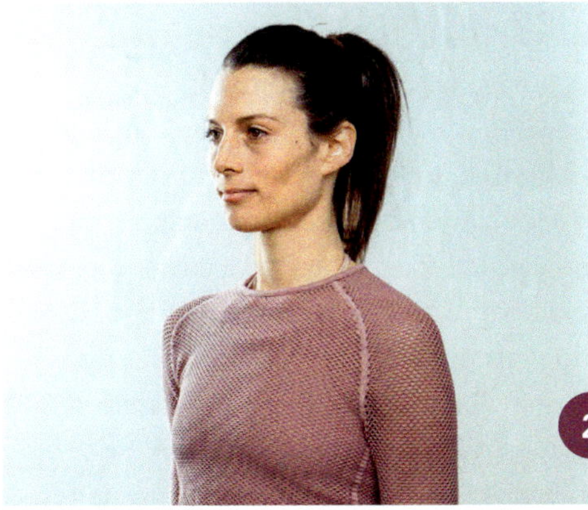

2

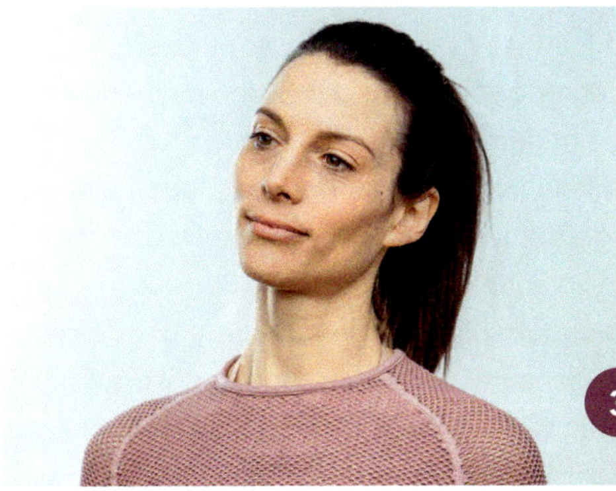

3

HIRNNERV XII – DIE ZUNGENBEWEGUNG

Der zwölfte Hirnnerv, Nervus hypoglossus oder Unterzungennerv, versorgt die Muskeln im Bereich von Zunge und Zungenbein. Er spielt eine wichtige Rolle bei der Artikulation.

WICHTIG FÜR DAS SPRECHEN

Die Zunge ist an zahlreichen Bewegungen wie Saugen, Lutschen, Kauen und Schlucken beteiligt. Der neunte, zehnte und zwölfte Hirnnerv arbeiten in diesem Bereich eng zusammen, was sich bestens für das Vagus-Training nutzen lässt **(siehe Seite 82)**.

Die zweite wichtige Aufgabe der Zunge ist die Mitarbeit beim Sprechen. Für die Bildung und Modulation der Töne im Kehlkopf sind spezielle Äste des Vagusnervs zuständig, welche die Kehlkopfmuskulatur versorgen. Die Zunge leistet zusammen mit den Wangen und dem Gaumen einen entscheidenden Beitrag zur Artikulation, also zur Bildung der einzelnen Vokale und Konsonanten und damit letztlich auch der Wörter und Sätze.

Die Fähigkeit der Sprache ist nur dem Menschen gegeben, und das Sprechen verlangt sowohl dem Gehirn als auch den beteiligten Muskeln Höchstleistungen ab. Entsprechend lange brauchen wir, um sprechen zu lernen. Die Sprache ist von zentraler Bedeutung für das soziale Miteinander. Unsere Stimme spiegelt genau wie das Gesicht alle unsere Emotionen wider. Eine warme, melodiöse Stimme macht Menschen sympathisch.

DIE SPRACHE UND DAS VEGETATIVE NERVENSYSTEM

Die Mitarbeit des Vagusnervs ist nicht nur beim Sprechen und Singen gefragt. Auch das Zuhören aktiviert viele Komponenten des Social Engagement Systems **(siehe Seite 66 f.)**. Seit Jahrtausenden pflegen die Menschen aller Kulturen entsprechende Rituale zur Beruhigung und Stärkung des sozialen Zusammenhalts: das gemeinsame Rezitieren von Gebeten, das Erzählen von Geschichten, den Vortrag von Gedichten und vieles mehr. Hörbücher sind eine moderne Möglichkeit, die beruhigende Wirkung der Sprache zu nutzen. Finden Sie heraus, welcher Stimmtyp Ihnen am angenehmsten ist: Bevorzugen Sie die sonore Stimme eines Mannes oder die weiche Stimme einer Frau? Eine zuverlässig beruhigende Wirkung hat die Stimme eines geliebten Menschen. Mit dem Smartphone können Sie zum Beispiel eine persönliche Gute-Nacht-Geschichte aufnehmen – für Abende, die Sie ohne den Partner verbringen.

DIE ZUNGE ALS AGGRESSIONSVENTIL

Ich möchte noch einen weiteren Aspekt aufgreifen, wie die Zunge zur Selbstregulation

eingesetzt werden kann. Das Herausstrecken der Zunge gilt kulturübergreifend als provokant und aggressiv und ist daher im gesellschaftlichen Umfeld tabu. Die wilden Rockbands der Sechziger- und Siebzigerjahre setzten sich lustvoll über dieses Tabu hinweg. Man denke an die legendäre Zunge des Kiss-Bassisten Gene Simmons oder das berühmte Logo der Rolling Stones.
Eines ist gewiss: Wo Menschen auf engem Raum zusammen leben und arbeiten, gibt es Reibung und Konflikte. Andererseits ist es oft nicht möglich, dem eigenen Ärger offen Ausdruck zu verleihen. Unterdrückte Wut erhöht den Tonus des sympathischen Nervensystems und sorgt für eine chronische Anspannung vieler Muskeln des Körpers, besonders im Kieferbereich. Mit der folgenden Übung lassen sich diese Spannungen lösen. Sie stammt aus dem Yoga und trägt den bezeichnenden Namen »der Löwe«.

DER LÖWE

- Bei dieser Übung haben Sie die Wahl zwischen verschiedenen Ausgangspositionen. Wenn Sie mit einer Übungsmatte auf dem Boden üben, kommen Sie in den Vierfüßlerstand oder den Fersensitz. Sie können aber auch im Stehen üben. Dabei sollten Sie die Möglichkeit haben, sich mit den Armen abzustützen – zum Beispiel auf dem Schreibtisch, auf der Fensterbank oder auch auf den eigenen Knien. In diesem Fall sollten Sie Knie und Hüften beugen, damit Sie den Oberkörper nicht zu weit nach vorn lehnen müssen.
- Legen Sie den Kopf leicht in den Nacken. Öffnen Sie die Augen weit und schauen Sie nach oben Richtung Stirn.
- Öffnen Sie den Mund weit und strecken Sie die Zunge so weit heraus, wie es Ihnen möglich ist. Atmen Sie dabei mit einem leichten Fauchen aus. (1)
- Ziehen Sie die Zunge beim Einatmen wieder zurück und entspannen Sie Nacken- und Augenmuskulatur. Atmen Sie 3-mal tief und ruhig durch.
- Wiederholen Sie den gesamten Übungsablauf 3-mal.

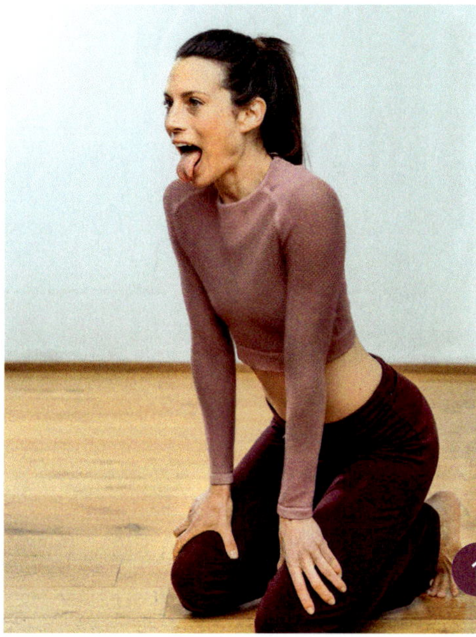
1

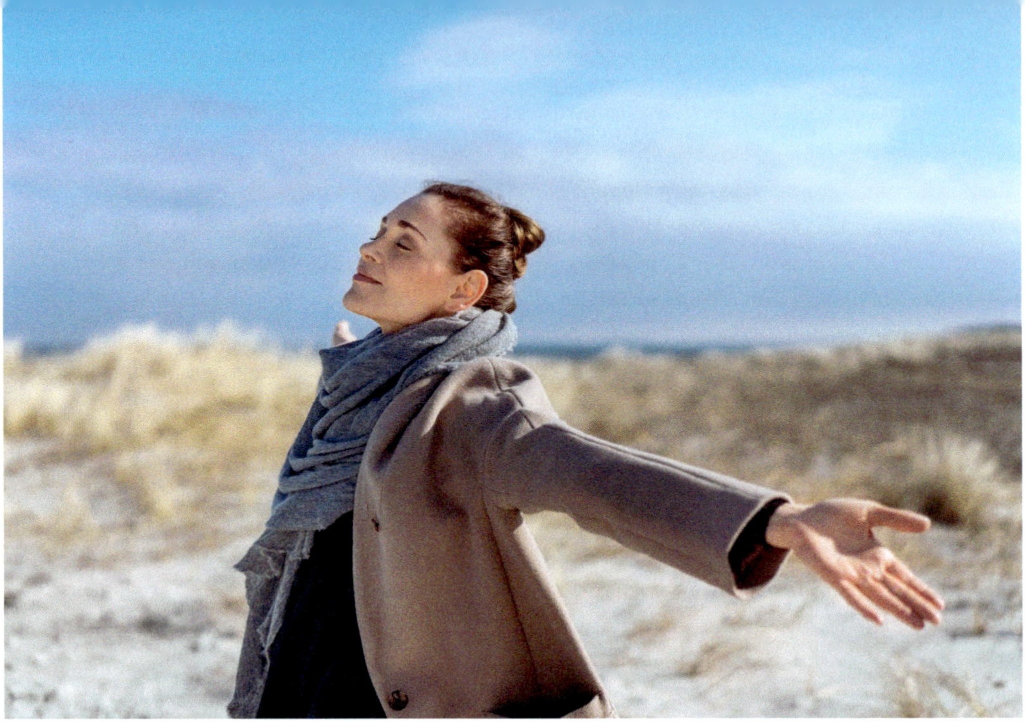

ÜBEN MIT ATEM UND STIMME

Im Atem begegnen sich die willkürlichen und unwillkürlichen Ebenen des Organismus. Wir können bewusst atmen, aber wir überlassen diese Aufgabe meist dem unwillkürlichen System. Das Atemzentrum ist im Hirnstamm verortet. Bei gesunden Menschen funktioniert es auch im Tiefschlaf störungssicher. Eine achtsame Vertiefung und Verlangsamung des Atems kann in angenehme Entspannungszustände führen. Der Atem ist ein zuverlässiger Begleiter in die Tiefen der Seele, bei Höhenflügen des Geistes und spielt bei vielen spirituellen Übungswegen eine zentrale Rolle. *Atman* ist der Sanskritbegriff für »Atem« oder »Lebenshauch« und bezeichnet in der indischen Philosophie »das absolute Selbst«, »die ewige Essenz des Geistes«. Im Deutschen wird er oft mit dem Wort »Seele« übersetzt.

Der Atem spiegelt einerseits den Regulationszustand des vegetativen Nervensystems und kann ihn andererseits auch beeinflussen. Bei ruhigen Aktivitäten in einer vertrauten und sicheren Umgebung ist das neue parasympathische System dominant. Da wir unter diesen Umständen nicht viel Sauerstoff benötigen, atmen wir eher langsam und in der Zwerchfell- oder Bauchatmung. Umgekehrt begünstigt eine langsame Bauchatmung unter Betonung der Ausatmung die Aktivität des neuen parasympathischen Systems.
In Erregungszuständen übernimmt der Sympathikus die Führung, und der Sauerstoffbedarf steigt in Abhängigkeit von der Intensität der körperlichen Belastung. Gleichzeitig muss die Bauchdecke Spannung aufbauen, um den Bauchorganen Halt zu geben. In diesem Zusammenhang wird auf die Brustkorbatmung umgeschaltet, an der viele Muskeln mitwirken können. Das Atemtempo steigt, und die Atemzüge werden kräftiger. Kräftiges, zügiges Einatmen in den Brustkorb aktiviert umgekehrt auch den Sympathikus.
Wenn das System unter dem Eindruck extremer Gefahr kippt, tritt der alte parasympathische Anteil in den Vordergrund. Im Zustand der Schreckstarre oder Immobilisierung wird die Atmung so flach, dass von außen keine Bewegung mehr zu erkennen ist. Schließlich soll es so wirken, als sei das erstarrte Lebewesen nicht mehr am Leben.
Leider hilft es wenig, den Vorsatz zu fassen: »Jetzt atme ich einfach anders, und dann ist alles gut.« Ganz im Gegenteil! Personen, die sich aufgrund einer schweren Traumatisierung in einem chronischen dorso-vagalen Erstarrungszustand befinden, atmen gewohnheitsmäßig sehr flach. Bei ihnen kann der Versuch, bewusst »richtig« zu atmen, also tiefere und längere Atemzüge zu nehmen, ausgeprägte Beklemmungsgefühle oder sogar Panikattacken auslösen. Denn das im Hirnstamm eingestellte Programm lässt sich nicht so einfach aushebeln. Hier gilt das Motto: »Create safety first!« Damit die Betroffenen tief durchatmen können, muss also zuerst ein Gefühl von Sicherheit hergestellt werden. Eine geeignete Möglichkeit dafür sind die ab **Seite 94** vorgestellten Imaginationsübungen.

NICHT MACHEN, SONDERN GESCHEHEN LASSEN

Für Atemübungen brauchen Sie eine eher meditative Grundhaltung. Versuchen Sie, nichts zu steuern und erst recht nichts zu erzwingen! Schenken Sie sich und Ihrem Atem Zeit, Aufmerksamkeit und Raum für die Entfaltung. Nutzen Sie die Entspannungsübung für das Zwerchfell (**siehe Seite 57**), um den Körper optimal auf die Atemübungen vorzubereiten. Auch die Übungen für Gesichtsmuskeln (**siehe Seite 75**) und Zunge (**siehe Seite 85**) können sehr hilfreich sein.

DEN ATEM VERLÄNGERN

Wer sein Atemmuster verändern will, erreicht dies am besten indirekt, indem er sich auf etwas anderes konzentriert. Die Atmung lässt sich sehr gut dadurch verlängern oder verlangsamen, dass man den Luftstrom mit den Lippen bremst.

Die folgenden Übungen hätten auch in dem Kapitel über die Hirnnerven erscheinen können. Sie stimulieren zum einen den siebten Hirnnerv, der die mimische Muskulatur versorgt **(siehe Seite 74f.)**, zum anderen den fünften Hirnnerv, der das Spüren mit Lippen und Wangen ermöglicht **(siehe Seite 72f.)**. Bei Atemübungen empfiehlt es sich, leichte und bequeme Kleidung zu tragen. Sie sollte die Bewegungen von Brustkorb und Bauchdecke nicht behindern und den Körper nicht beschweren. Achten Sie besonders darauf, dass der Übungsraum gut gelüftet ist. Noch besser ist es, wenn Sie gleich an der frischen Luft üben, zum Beispiel auf dem Balkon, auf der Terrasse oder im Garten.

SCHNAUBEN WIE EIN PFERD

- Üben Sie nach Möglichkeit im Sitzen oder im Stehen. Im Liegen gelingt diese Übung gerade Anfängern nicht so gut, denn die Schwerkraft erschwert das lockere Flattern der Lippen.
- Nehmen Sie sich zur Einstimmung ein wenig Zeit, um den Atem zu spüren, ohne darauf Einfluss zu nehmen.
- Entspannen Sie die Wangen und Lippen. Schürzen Sie die Lippen (also machen Sie eine »Schnute«).
- Atmen Sie so tief wie möglich durch die Nase ein. Blasen Sie die Luft beim Ausatmen zwischen den Lippen heraus, sodass diese locker im Atemstrom flattern. Dabei entsteht ein Geräusch, das ein wenig wie das Schnauben eines Pferdes klingt. (1)

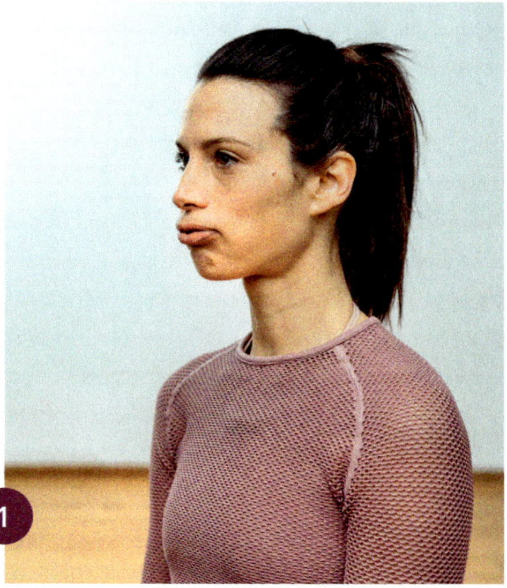

1

- Atmen Sie mindestens 3-mal zwischen, bevor Sie die Übung wiederholen. Machen Sie insgesamt 3 bis 5 Wiederholungen. Beenden Sie die Übung sofort, wenn es Ihnen schwindelig wird.

SCHWIMMEN IN DER LUFT

- Kommen Sie in einen entspannten aufrechten Stand, Füße hüftbreit nebeneinander.
- Nehmen Sie sich zur Einstimmung ein wenig Zeit, um den Atem zu spüren, ohne darauf Einfluss zu nehmen.
- Atmen Sie durch die Nase ein. Führen Sie den rechten Arm wie beim Brustschwimmen vor dem Körper nach oben. (2)
- Spannen Sie Wangen und Lippen an. Öffnen Sie den Mund einen schmalen Spalt und atmen Sie ohne Druck mit einem langgezogenen f-Laut aus.
- Lassen Sie den rechten Arm dabei in einem großen Bogen über die rechte Seite nach unten sinken. (3) Dabei fungiert der Arm wie eine Art Zeiger und verrät, wie viel Luft noch in der Lunge ist. Versuchen Sie, Atem und Bewegung so gut wie möglich zu synchronisieren. Wenn Sie vollständig ausgeatmet haben, sollte auch der Arm unten angekommen sein.
- Atmen Sie ruhig weiter. Die ersten zwei bis drei Atemzüge fallen zum Ausgleich meist etwas tiefer aus. Warten Sie ab, bis sich der Atemrhythmus wieder normalisiert hat. Wiederholen Sie den Ablauf erst mit dem linken, dann mit beiden Armen.

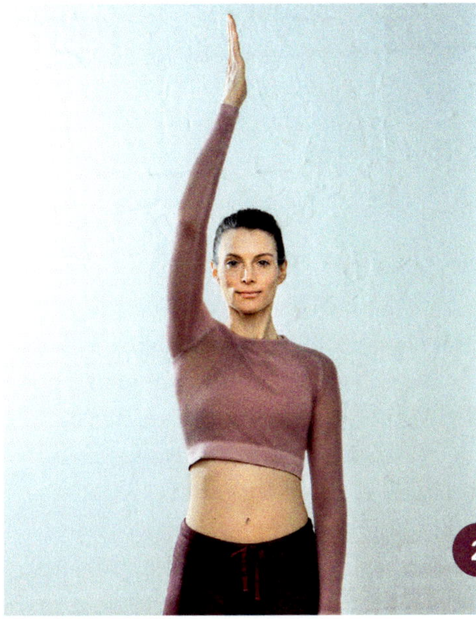

2

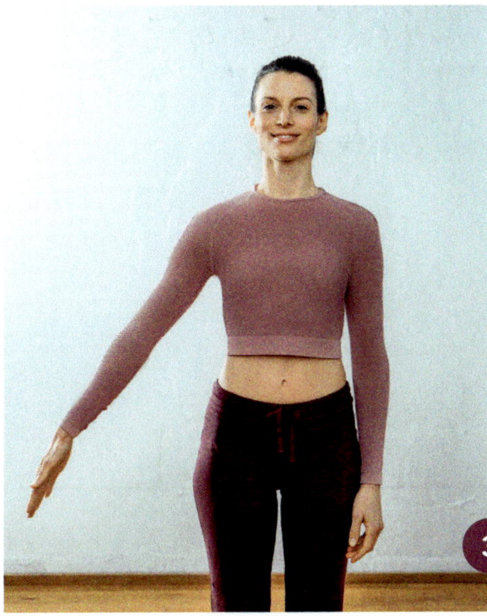

3

DEN ATEM VERTIEFEN

Auch bei der Vertiefung des Atems wählt man am besten einen Umweg: Bewegungen, die den Brustkorb öffnen, laden gleichzeitig zu tieferen Atemzügen ein.

TIEFE ATMUNG

- Suchen Sie sich eine stabile Sitzgelegenheit, einen Stuhl oder eine Parkbank. Setzen Sie sich an die vordere Kante und positionieren Sie die Beine so, dass sich die Kniegelenke unterhalb der Hüftgelenke befinden. Der Fersensitz mit Meditationskissen oder -bänkchen eignet sich hervorragend, wenn die Übung zur Vorbereitung auf die Achtsamkeitsmeditation dient.
- Nehmen Sie sich etwas Zeit, um den Atem zu spüren, ohne Einfluss darauf zu nehmen.
- Atmen Sie ein und kippen Sie das Becken leicht nach vorn. Richten Sie sich Wirbel für Wirbel von unten nach oben auf, bis Sie in eine leichte Überstreckung kommen. Legen Sie den Kopf leicht in den Nacken und richten Sie den Blick nach oben. (1)
- Atmen Sie aus und kippen Sie das Becken leicht nach hinten. Runden Sie den Rücken Wirbel für Wirbel von unten nach oben. Neigen Sie den Kopf leicht nach vorn, machen Sie den Nacken lang und richten Sie den Blick nach unten. (2)
- Wenn Sie überreizt sind und abschalten möchten, beginnen und beenden Sie die Übung mit der Ausatmung. Fühlen Sie sich dagegen niedergeschlagen und leer, dann beginnen und beenden Sie die tiefe Atmung mit der Einatmung.

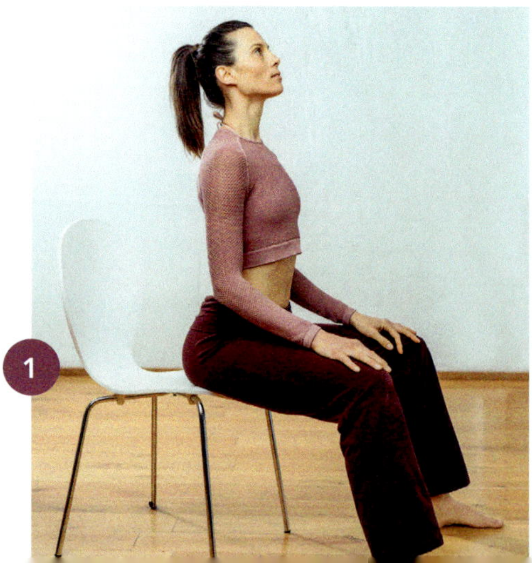

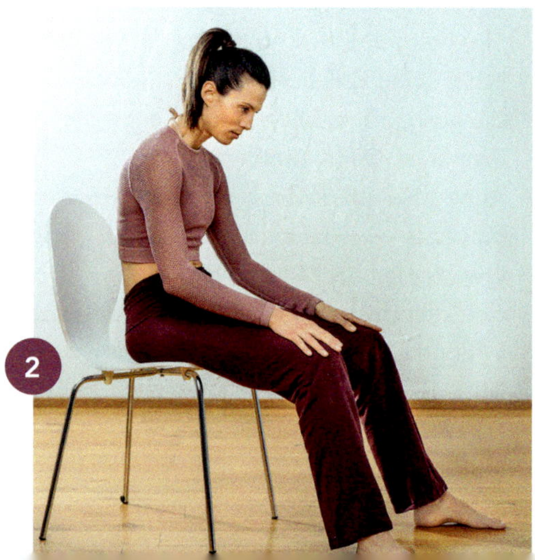

- Pendeln Sie 5- bis 10-mal zwischen den Positionen. Lassen Sie die Bewegung immer kleiner werden und verharren Sie noch eine Minute in der neutralen Mittelposition.

TIEFE ATMUNG IM VIERFÜSSLER-STAND

- Kommen Sie in den Vierfüßlerstand. Achten Sie auf eine neutrale Position der Wirbelsäule mit leichtem Hohlkreuz und leichter Rundung der Brustwirbelsäule.
- Nehmen Sie sich zur Einstimmung ein wenig Zeit, um den Atem zu spüren, ohne darauf Einfluss zu nehmen.
- Atmen Sie ein und kippen Sie das Becken leicht nach vorn. Verstärken Sie die Wirbelsäulenstreckung Wirbel für Wirbel von unten nach oben, bis Sie in eine leichte Überstreckung kommen. Legen Sie den Kopf leicht in den Nacken, Blick nach oben. (3)
- Atmen Sie aus. Heben Sie das Kreuzbein an und runden Sie den Rücken Wirbel für Wirbel von unten nach oben. Neigen Sie den Kopf leicht nach vorn, machen Sie den Nacken lang und richten Sie den Blick auf die Oberschenkel. (4)
- Wenn Sie überreizt sind und abschalten möchten, beginnen und beenden Sie die Übung mit der Ausatmung. Fühlen Sie sich dagegen niedergeschlagen und leer, dann beginnen und beenden Sie die Übung mit der Einatmung.
- Pendeln Sie 5- bis 10-mal zwischen den Positionen. Lassen Sie die Bewegung immer kleiner werden. Verharren Sie noch eine Minute in der neutralen Mittelposition.
- Nehmen Sie sich zum Abschluss noch einmal ein wenig Zeit, um den Atem zu spüren. Wie hat er sich verändert?
- Yoga-Geübte können die folgende Variante der Übung ausprobieren: Pendeln Sie zwischen der Kobra und der Stellung des Kindes. Atmen Sie auf dem Weg in die Kobra ein und auf dem Rückweg in die Stellung des Kindes wieder aus.

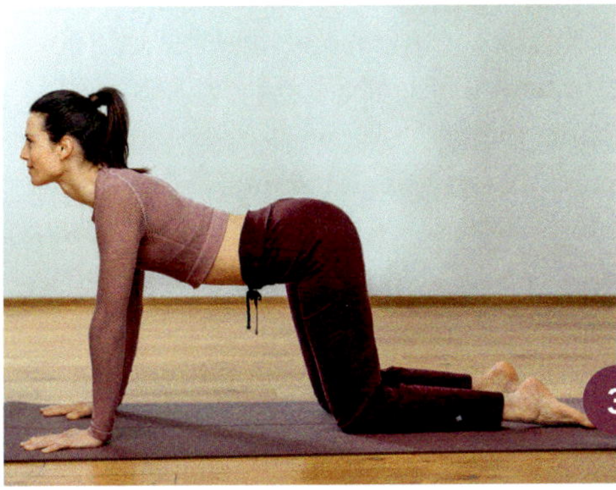
3

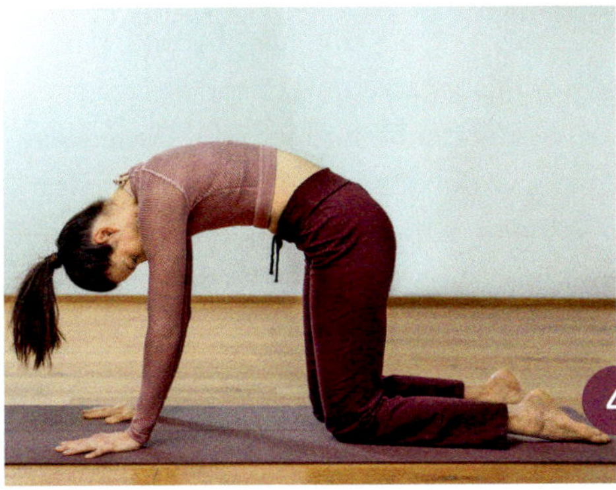
4

DEN ATEM SCHWINGEN LASSEN

Tönen ist etwas anderes als Singen. Beim Tönen richtet sich die Aufmerksamkeit nach innen auf die wohltuenden Schwingungen und Vibrationen, die durch den Ton in den Resonanzräumen des Körpers entstehen.

DER KÖRPER ALS INSTRUMENT

Eigentlich wäre es korrekter zu sagen, dass der Ton durch die Schwingungen und Vibrationen in den Resonanzräumen des Körpers entsteht. Die reine Atmung ist für gewöhnlich lautlos. Töne werden in erster Linie im Kehlkopf erzeugt, indem die inneren Kehlkopfmuskeln die Stimmlippen anspannen und zu einem schmalen Spalt verengen. Der Körper bietet den passenden Resonanzraum, der den Tönen ihr Volumen verleiht. Wie bei der Blockflöte, die neben dem Kopf auch noch Mittelstück und Fuß braucht, um zu klingen, braucht auch die menschliche Stimme Kopf, Hals und Rumpf für einen vollen Klang.
Welche Bereiche schwingen und wie intensiv die Schwingung ausfällt, hängt von der Tonhöhe, der Lautstärke und davon ab, welchen Vokal wir mit dem Mund formen. Genau wie bei einer Orgel gilt: kleine Pfeife, hoher Ton; große Pfeife, tiefer Ton. Auf den menschlichen Körper übertragen heißt das: Hohe Töne werden im Hals-Kopf-Bereich erzeugt, und je tiefer der Ton, desto stärker werden auch Brustkorb und Bauchraum einbezogen. Die hohen Tonlagen lassen sich am leichtesten mit den Vokalen i und e erreichen, eine mittlere Tonhöhe passt gut zu dem Vokal a, und die richtig tiefen Töne klappen am besten mit den Vokalen o und u.

TÖNEN AKTIVIERT DAS NEUE PARASYMPATHISCHE SYSTEM

Um einen Ton hervorzubringen, müssen wir langsam und gleichmäßig ausatmen – und bereits das stimuliert den ventralen Vagus. Darüber hinaus sind viele Hirnnerven an der Erzeugung von Tönen beteiligt: Der Vagusnerv steuert die Kehlkopfmuskeln, der siebte und der zwölfte Hirnnerv ermöglichen die Bewegung der mimischen Muskulatur und der Zunge. Die Vibrationen in Rachen und Kopf spüren wir mit dem fünften und dem neunten Hirnnerv. Da wir uns selbst hören, wird auch der achte Hirnnerv angeregt. Damit ist fast das gesamte Social Engagement System **(siehe Seite 66 f.)** aktiv.
Die Vibrationen in Brustkorb und Bauchraum wirken wie eine Mikromassage der Eingeweide, was von den sensorischen Fasern des Vagusnervs und der Splanchnikusnerven als wohltuend wahrgenommen wird.

TÖNEN

- Kommen Sie in die Rückenlage. Sorgen Sie mit Kopfkissen, Knierolle und Decke dafür, dass Sie bequem liegen.
- Legen Sie eine Hand auf den Brustkorb und eine Hand auf den Bauchraum. Legen Sie bei Bedarf Kissen unter die Ellenbogen, damit Sie das Gewicht der Arme nicht tragen müssen.
- Nehmen Sie sich etwas Zeit, um den Atem zu spüren, ohne Einfluss darauf zu nehmen.
- Atmen Sie etwas tiefer ein als normal. Atmen Sie aus und tönen Sie dabei den Vokal i. Konzentrieren Sie sich ganz darauf zu spüren, wo und wie Sie den Klang wahrnehmen. Atmen Sie 2- bis 3-mal zwischen und wiederholen Sie die Übung. Variieren Sie Tonhöhe und Lautstärke und spüren Sie die Wirkung auf Ihren Körper.
- Fahren Sie nach 5 bis 10 Wiederholungen mit den Vokalen e, a, o und u fort. (1)
- Nehmen Sie sich zum Abschluss noch einmal etwas Zeit, um den Atem zu spüren. Wie hat er sich verändert?

KLINGENDER STERN

Es kann eine ganz besondere Erfahrung sein, mit etwa einem halben Dutzend Freunden zu tönen. Legen Sie sich sternförmig auf den Boden, die Köpfe zeigen zueinander, die Füße nach außen. Beim gemeinsamen Tönen können Sie sowohl die Vibrationen spüren, die Sie selbst erzeugen, als auch die der anderen. Auf einem schwingfähigen Holzboden geht das besonders gut.

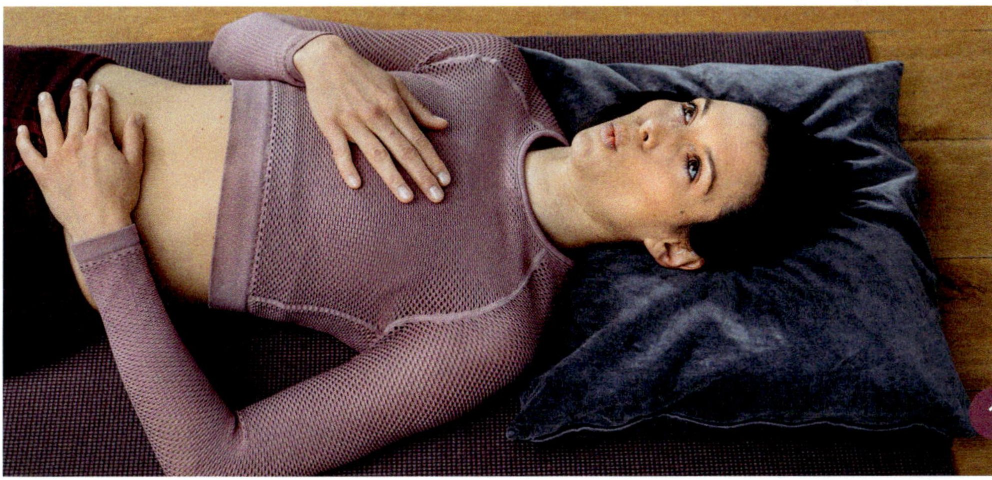

1

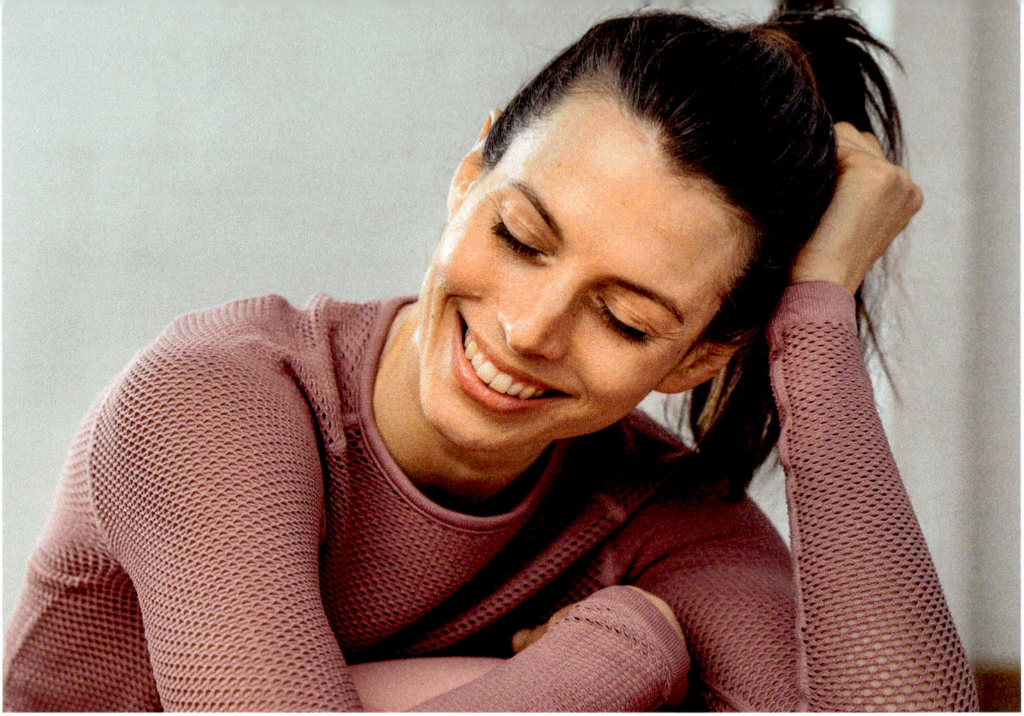

DIE KRAFT INNERER BILDER

In den letzten Kapiteln haben wir immer wieder gehört, dass unser Erleben und unser Verhalten nur zu einem kleinen Teil bewusst und willentlich gesteuert sind. Ein großer Teil der Alltagsaktivitäten wird von unzähligen Reflexen, angeborenen Mustern und erlernten Gewohnheiten unwillkürlich erzeugt. Kein Problem – sofern es unserer Mutter in der Schwangerschaft gut ging und unser Leben bislang glatt verlaufen ist. Problematisch wird es, wenn der Start ins Leben schwierig war oder ein großer Stolperstein im Lebensweg lag. Da sich schlechte Erfahrungen tiefer einprägen als gute, neigt unser Nervensystem dann leider dazu, schon auf die nächste schlechte Erfahrung zu warten. Metaphorisch gesprochen tragen wir dann keine rosarote, sondern eine warnend neongrelle Brille.

VORSPRACHLICHE LERN-ERFAHRUNGEN

Warum das so ist, soll ein kurzer Abstecher in die Neurobiologie klären. Stark vereinfacht kann man sagen, dass es im menschlichen Gehirn drei Hierarchieebenen gibt: den Hirnstamm, das Mittelhirn und das Großhirn. Diese Ebenen spiegeln auch die Entwicklungsgeschichte des Gehirns wider. Der Hirnstamm ist der älteste Teil und schon bei der Geburt des Säuglings funktionstüchtig. Das Großhirn ist der jüngste Teil und kann sich erst nach der Geburt entwickeln, wachsen und ausreifen. Der Grund dafür ist, dass der Kopf des Kindes sonst zu groß für den Geburtsvorgang wäre. Das Mittelhirn liegt in jeder Hinsicht dazwischen: anatomisch, im Hinblick auf das Entwicklungsalter und auf die Ausreifung.
Für die Funktion der einzelnen Teile bedeutet dies, dass der Hirnstamm vor allem angeborene Reflexe steuert. Das Mittelhirn – es enthält die Basalganglien und das limbische System – wird durch die Lernerfahrungen der ersten Lebensjahre geprägt, lange bevor ein Kind sprechen und Sprache verstehen kann. Auch das Großhirn beginnt seinen Lernprozess am ersten Lebenstag. Aber es ist erst bei jungen Erwachsenen mit Anfang 20 optimal vernetzt und voll leistungsfähig, nachdem sie Kindergarten, Schule und Berufsausbildung abgeschlossen haben.
Das, was wir im Mutterleib und in den ersten drei bis vier Lebensjahren erlebt haben, können wir nicht bewusst (also auf der Ebene des Großhirns) erinnern. Aber unser Nervensystem vergisst nichts. Wenn die Lebensumstände entweder global bedrohlich waren, wie zum Beispiel bei der Generation der Kriegskinder, oder individuell, weil die Eltern aus irgendeinem Grund ihre Betreuungsaufgabe nicht gut erfüllt haben, prägt sich das tief ins limbische Nervensystem ein. Wer in dieser Phase seines Lebens keine Sicherheit erlebt hat, dem wird es sein Leben lang schwerfallen, sich geborgen zu fühlen. Dies gilt sogar dann, wenn objektiv für alles gesorgt ist. In einer solchen Situation bringt es allerdings nicht das Geringste, den Betroffenen mehr oder weniger gereizt zu sagen: »Du hast doch gar keinen Grund, dir Sorgen zu machen!« Denn das limbische System (**siehe auch Seite 104 f.**) wird in erster Linie die gereizte Tonlage wahrnehmen und sich – einmal mehr – bedroht fühlen.

Nonverbale Botschaften erreichen das limbische System

Das limbische System versteht die gleichen Dinge, die auch ein kleines Kind intuitiv erfasst: den Klang von Stimmen, den Gesichtsausdruck, die Gestik und Körperhaltung, Berührungen, Gerüche, die Atmosphäre in einem Raum. Wenn Erwachsene schlechte Erfahrungen, die sie in der Kindheit gemacht haben, später »überlernen«, also durch positive Erfahrungen ergänzen wollen (vergessen können wir das Negative nicht), müssen sie in einen nonverbalen inneren Dialog eintreten.

DIE AUFMERKSAMKEIT LENKEN

Der Mensch ist in der Lage, seine Aufmerksamkeit bewusst zu lenken. Mit etwas Übung können wir lernen, sie von negativen körperlichen Empfindungen abzuziehen und uns stattdessen auf positive Eindrücke zu konzentrieren.

Das menschliche Gehirn verfügt über Automatismen, die bestimmen, wohin wir unseren Blick wenden. Auch bei der Wahrnehmung des eigenen Körpers gibt es sogenannte Attraktoren. Dieser Fachbegriff hat die gleiche Wurzel wie das bekannte Wörtchen »attraktiv« und beschreibt eine ganz ähnliche Wirkung: Attraktive Personen ziehen die Blicke auf sich, Attraktoren die Aufmerksamkeit.
Normalerweise wollen wir uns im Alltag nicht allzu viel mit unserem Körper beschäftigen: Er soll problemlos funktionieren, damit wir uns auf unsere Ziele und Aufgaben konzentrieren können. Ein starker Attraktor, der uns dazu bringt, in uns hineinzuhören, ist der Schmerz. Bei akuten Beschwerden ist dieses Warnsignal auch sehr sinnvoll. Denn falls wir uns verletzt haben oder sich irgendwo im Körper eine Entzündung entwickelt, müssen wir uns baldmöglichst darum kümmern.
Anders bei funktionellen Schmerzen, die auf einer Regulationsstörung des autonomen Nervensystems beruhen. Hier kann der Mechanismus in einen Teufelskreis münden. Es macht uns Angst, wenn wir keine Schmerzursache erkennen und nichts dagegen tun können. Angst verstärkt die Regulationsstörung und damit auch die Schmerzen. Wir gehen zum Arzt, der ebenfalls keinen Grund für die Schmerzen entdecken kann. Doch der Befund beruhigt uns bestenfalls kurz. Wir horchen immer häufiger und besorgter in uns hinein. Wir lesen im Internet, welche Ursachen die Schmerzen haben könnten – was uns noch mehr Angst macht. Bald schlafen wir nachts nicht mehr gut, und die Dysregulation verschärft sich. So oder so ähnlich beginnt die Geschichte vieler chronischer Schmerzpatienten. Schmerzen, für die sich auch nach sorgfältiger Diagnostik kein handfester organischer Grund finden lässt, muss man gezielt die Aufmerksamkeit entziehen, sonst können sie zum Dauerzustand werden.

AUCH BEI OHRGERÄUSCHEN UND JUCKREIZ

Bei Tinnitus (»Ohrgeräuschen«) besteht die wichtigste therapeutische Maßnahme darin, nicht hinzuhören. Auch bei rätselhaftem Juckreiz kann Aufmerksamkeitsentzug helfen.

AUFMERKSAMKEITSLENKUNG

- Üben Sie zunächst in ruhiger Umgebung im Liegen oder in einem Sessel. Je mehr Erfahrung und Routine Sie im Lenken der Aufmerksamkeit gewinnen, desto leichter wird es Ihnen gelingen, diese Technik auch im Alltag einzusetzen, etwa um eine Zahnbehandlung oder die erste Zeit nach einer Operation besser zu überstehen. Denn auch Schmerzen, die eine klare Ursache haben, sind besser zu ertragen und prägen sich weniger ins Schmerzgedächtnis ein, wenn man die Aufmerksamkeit auf etwas anderes richtet.
- Schließen Sie die Augen. Beginnen Sie mit einem sogenannten Bodyscan. Wandern Sie dazu mit Ihrer Aufmerksamkeit durch Ihren gesamten Körper. Fangen Sie bei den Füßen an und spüren Sie sich systematisch von unten nach oben durch: Fühlen Sie Waden, Knie, Oberschenkel, Gesäß und Becken, Bauchraum, Rücken, Brustkorb, rechten und linken Arm, Hals, Gesicht und Hinterkopf.
- Formulieren Sie im Geiste eine Zustandsbeschreibung für jeden Teil Ihres Körpers. Wählen Sie einfache Eigenschaftswörter wie warm/kalt, schwer/leicht, unruhig/träge, angespannt/entspannt, weit/eng, voll/leer, lebendig/starr und so weiter. Wenn es Körperbereiche gibt, die Sie nicht besonders gut spüren können, dann halten Sie auch das fest: »Kann ich nicht/kaum/zum Teil spüren.«
- Entscheiden Sie nach dieser Bestandsaufnahme, welcher Bereich des Körpers sich am angenehmsten oder zumindest neutral anfühlt, wenn Ihnen viele Empfindungen unangenehm sind.
- Versuchen Sie nun, Ihre Aufmerksamkeit voll und ganz auf diese Region zu konzentrieren. Beschreiben Sie im Geiste noch genauer, wie sich dieser Körperteil anfühlt und inwiefern dies angenehm ist.
- Versuchen Sie, die Aufmerksamkeit dort zu halten, indem Sie eine angenehme sinnliche Erinnerung aktivieren, die diesen Körperteil in besonderer Weise einschließt. Falls Sie die Füße gewählt haben, könnte Ihnen ein Strandspaziergang einfallen, den Sie im Urlaub gemacht haben. Lassen Sie die Erinnerung in allen Sinnesdimensionen lebendig werden: Wie hat sich der Sand unter Ihren Füßen angefühlt? Welche Temperatur hatte das Wasser? Wie hat die Luft gerochen? Was haben Sie gesehen und gehört? Wie hat sich der Wind auf Ihrer Haut angefühlt? Tauchen Sie so tief wie möglich in das Erlebte ein.
- Wenn Sie nicht beliebig lange üben können, arbeiten Sie am besten mit einem Timer, damit Sie sich ganz auf die Übung konzentrieren können. Meist findet die Erinnerungsreise ein natürliches Ende, und Sie kehren ins Hier und Jetzt zurück.
- Wiederholen Sie den Bodyscan und achten Sie darauf, ob sich der körperliche Eindruck in irgendeiner Weise verändert hat.

DEN INNEREN WOHLFÜHLORT FINDEN

Nicht immer können wir dort sein, wo wir gerade sein möchten. Aber wir können die positive Wirkung wohltuender Orte auch dadurch nutzen, dass wir sie in unserer Fantasie bereisen.

Nur wenige Menschen genießen das Privileg, jeden Tag frei entscheiden zu können, was sie tun und wo sie gern sein möchten. Bei den meisten besteht der Alltag aus zahlreichen Verpflichtungen. Da sind einerseits die Arbeit, das Studium oder die Schule, andererseits das private Engagement in Vereinen und Organisationen, und manche unterstützen darüber hinaus noch ihre hochbetagten Eltern oder andere Verwandte.

DIE WOHLTAT DER NATUR

Jeder schätzt die freie Zeit an den Wochenenden, an Feiertagen und im Urlaub, und viele Menschen suchen dann Orte auf, die ihrem Körper und ihrer Seele guttun. Das können die Ofenbank oder die Liege auf dem Balkon, ein Café oder Biergarten, Museum oder Kino sein. Viele zieht es hinaus in die Natur. Flüsse, Seen und vor allem das Meer üben eine ganz besondere Anziehungskraft auf uns aus. Es ist sogar wissenschaftlich belegt, dass es positiv auf unsere Gesundheit und unser Wohlbefinden wirkt, Zeit an einem Ufer zu verbringen und den Blick auf den Horizont zu richten.
Die Farbe Blau und der regelmäßige Rhythmus der Wellen wirken beruhigend auf das vegetative Nervensystem. Für andere Menschen ist dagegen ein Berggipfel der Ort, an dem ihre Seele Ruhe, Glück und eine Ahnung von Unendlichkeit findet.
Es fällt uns schwer, wenn wir aus persönlichen oder gesellschaftlichen Gründen auf unsere Auszeit verzichten müssen. Doch wenn wir durch irgendetwas daran gehindert werden, einen geliebten Ort aufzusuchen, bleibt uns immer noch die Kraft unserer Vorstellung.
Eine Fantasiereise ist zwar nicht ganz so wirksam wie ein reales Erlebnis, aber auch eine intensive Erinnerung oder eine lebhafte Vorstellung kann spürbare Auswirkungen auf unser autonomes Nervensystem haben.

FANTASIEREISE: DER INNERE WOHLFÜHLORT

- Üben Sie zunächst in ruhiger Umgebung im Liegen oder in einem Sessel. Je mehr Erfahrung und Routine Sie gewinnen, desto eher wird es Ihnen gelingen, diese Technik auch im Alltag einzusetzen, zum Beispiel wenn Sie irgendwo im Wartezimmer oder an der Bushaltestelle sitzen.
- Schließen Sie die Augen. Beginnen Sie mit einem kurzen Bodyscan und wandern Sie

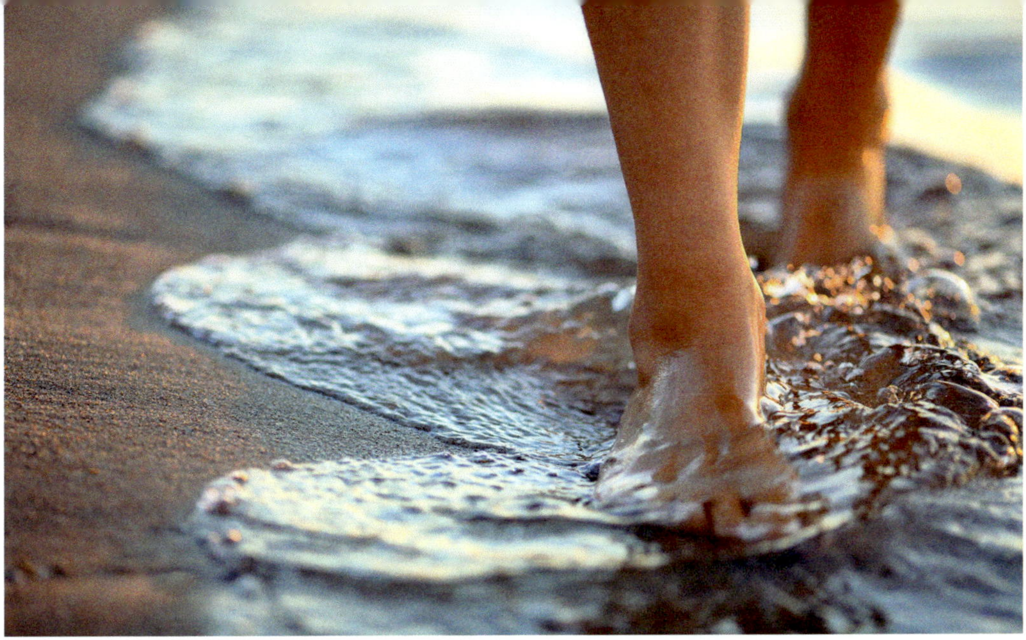

Das Meer zieht viele Menschen an, und sogar die Vorstellung eines Strandspaziergangs kann positiv wirken.

mit der Aufmerksamkeit durch den gesamten Körper (**siehe Seite 97**).

- Stellen Sie sich anschließend die Frage: Wenn Sie die Möglichkeit hätten, sich an einen beliebigen Ort zu begeben oder in eine beliebige Zeit zu versetzen, wohin würden Sie dann reisen?
- Anfängern fällt es leichter, sich eine Erinnerung ins Gedächtnis zu rufen, die noch nicht allzu lange zurückliegt. Je mehr Sie üben und je häufiger Sie in der Fantasie auf Reisen gehen, desto weniger Grenzen sind Ihrer Vorstellungskraft gesetzt.
- Wählen Sie einen bestimmten Lebensabschnitt oder einen bestimmten Ort und beginnen Sie, ihn sich im Geiste bis ins kleinste Detail auszumalen.
- Nutzen Sie alle Sinneskanäle und fragen Sie sich, was Sie sehen, hören, riechen, schmecken, auf der Haut und in Ihrem Körper fühlen.
- Sie können in Ihrer Vorstellung auch geliebte Menschen an den inneren Wohlfühlort mitnehmen. Stellen Sie sich vor, wie Sie Zeit miteinander verbringen, sich unterhalten und berühren.
- Wenn Sie nicht beliebig lang üben können, stellen Sie sich am besten einen Timer, um sich ganz der Übung widmen zu können. Meist findet die Reise ein natürliches Ende, und Sie kehren ins Hier und Jetzt zurück.
- Wiederholen Sie den Bodyscan und achten Sie darauf, ob und wie sich der körperliche Eindruck verändert hat.

INNEREN DRUCK ABBAUEN

Im modernen Alltag entsteht oft innerer Druck, weil wir aggressive oder defensive Impulse unterdrücken müssen. Hier können Sie lernen, wie Sie die Anspannung wieder loswerden, die die ständige Selbstbeherrschung in unserem System erzeugt.

Sie wissen inzwischen, dass unser instinktives Erbe nach wie vor in uns aktiv ist. Auf Bedrohungen und Rivalitäten reagieren wir wie unsere Ahnen mit unwillkürlichen Kampf- oder Fluchtimpulsen (**siehe Seite 25**). Je mehr sich das Großhirn darum bemüht, die Situation zu bewältigen, desto weniger deutlich werden wir uns dieser Impulse bewusst. Oft spüren wir die körperlichen Folgen, wie Spannungen im Kiefer und Nacken oder Rückenschmerzen, erst am Ende eines anstrengenden Meetings oder einer schweren Prüfung. Vielleicht bekommen wir auch Bauchschmerzen und kalte Füße. Wenn eine Besprechung auf die andere folgt oder das Verhältnis zu einem Vorgesetzten oder Kollegen sehr angespannt ist, können Symptome chronisch werden und Krankheitswert bekommen.

Lassen Sie es nicht so weit kommen! Sport und andere Formen der körperlichen Betätigung wie das Heimwerken oder die Haus- und Gartenarbeit können ein wunderbares Ventil sein, um Dampf abzulassen. Ich erinnere mich an die Werbekampagne einer großen Baumarktkette. Auf Plakaten, auf denen für Kreissägen, Heckenscheren und mehr geworben wurde, stand zu lesen: »Ärger mit dem Chef? Schwitz es raus!« Wenn Sie die Möglichkeit haben, am Abend eine Runde zu joggen oder am Wochenende Holz zu hacken, sollten Sie sie nutzen. Wenn nicht, gilt auch hier: Werden Sie in Ihrer Fantasie aktiv!

Die folgende Übung ist eng mit der Fantasiereise zum inneren Wohlfühlort verwandt. Mit etwas Erfahrung können Sie diese beiden Übungen sogar kombinieren. Sie können in Ihrer Vorstellung ans Meer reisen, dort am Wasser entlanglaufen und sich in den Wellen erfrischen. Sie können sich auch eine Hütte in den Bergen ausmalen und in der Fantasie vor der Tür Holz spalten, um den imaginären Kachelofen anzuheizen und die Wärme auf der Ofenbank zu genießen. Der Unterschied: Wenn Sie im Geiste die verschiedenen Sinnesdimensionen aktivieren, sollten Sie dem Körpergefühl besonders viel Zeit und Aufmerksamkeit schenken.

FANTASIEREISE: DRUCK ABBAUEN

- Üben Sie erst in ruhiger Umgebung im Liegen oder in einem Sessel. Später können Sie die Technik auch im Alltag einsetzen.

- Schließen Sie die Augen und beginnen Sie mit einem kurzen Bodyscan (**siehe Seite 97**). Fragen Sie sich, wo Sie mehr Spannung spüren: Oberhalb der Gürtellinie in Kopf und Nacken, Brust und Armen? Oder in der unteren Körperhälfte in Rücken, Gesäß, Oberschenkeln und Waden? Wählen Sie für diese Fantasiereise eine Aktivität, die genau die Körperbereiche einbezieht, die am stärksten angespannt sind.
- Anfängern fällt es leichter, mit einer Erinnerung zu arbeiten, die noch nicht allzu lange zurückliegt. Bei Fortgeschrittenen sind der Fantasie kaum Grenzen gesetzt.
- Falls Sie aktuelle Spannungen abbauen möchten, sollten Sie in der Fantasie in der Gegenwart bleiben. Liegt eine Konfliktsituation schon etwas zurück, kann es sinnvoll sein, geistig in diese Zeit zurückzureisen.
- Wählen Sie eine Zeit und einen Ort und beginnen Sie, ihn sich in allen Details auszumalen. Nutzen Sie sämtliche Sinneskanäle. Fragen Sie sich, was Sie sehen, hören, riechen, schmecken, auf der Haut und im Körper fühlen würden.
- Widmen Sie dem letzten Aspekt besonders viel Zeit. Um bei den genannten Beispielen zu bleiben: Wie fühlt es sich an, am Strand entlangzulaufen? Spüren Sie den Sand unter den Füßen, die Muskeln in den Beinen? Wie atmen Sie? Spüren Sie den Wind auf der Haut? Oder: Wie liegt der Griff der Axt in Ihrer Hand? Wie schwer ist sie? Wie viel Spannung brauchen Sie in Rumpf und Armen, um die Axt über den Kopf zu heben? Genießen Sie die Vorstellung, diese Spannung aufzulösen und die Axt bei voller Konzentration herabsausen zu lassen. Hören Sie das Knacken des Holzscheits.
- Bleiben Sie nach Möglichkeit so lange bei der vorgestellten Tätigkeit, bis sich eine leichte Erschöpfung und Zufriedenheit einstellen. Vergessen Sie nicht, sich auch die verdiente Erholungspause vorzustellen, und kehren Sie ins Hier und Jetzt zurück.

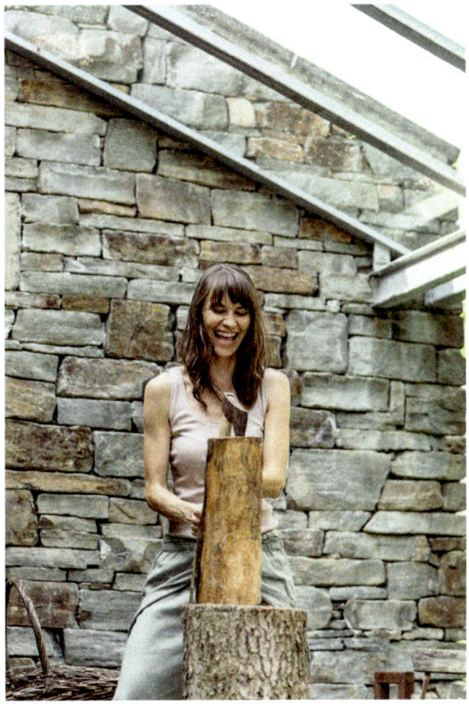

Ihre Vorstellungskraft ist eine große Hilfe beim gefahrlosen Druckabbau: Lassen Sie es krachen!

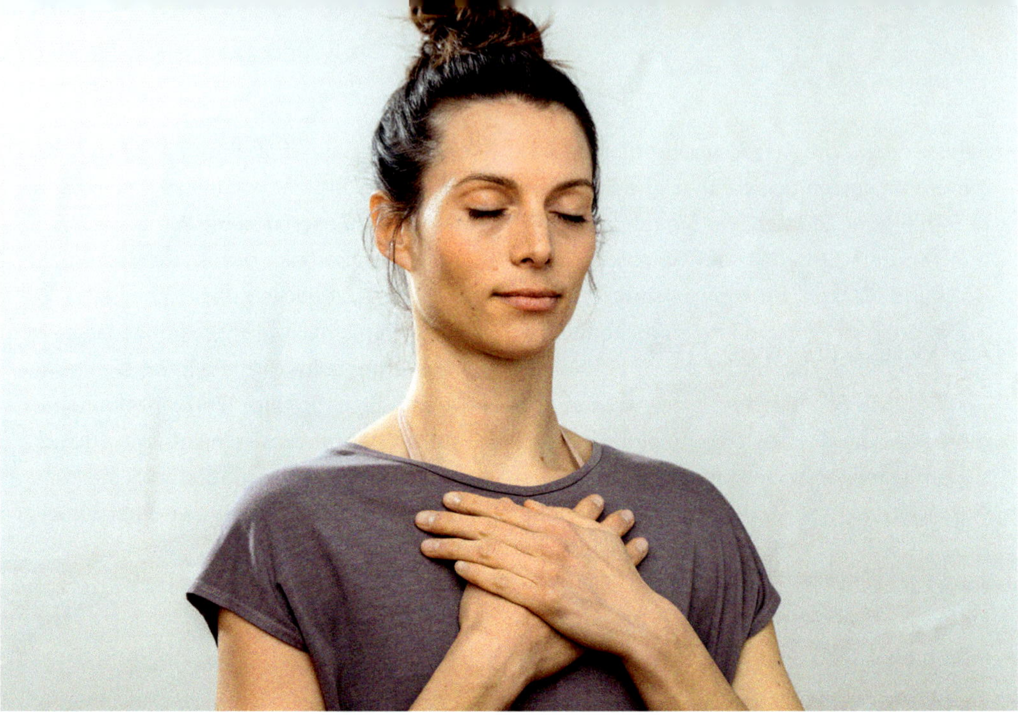

HEILSAME BERÜHRUNG

Berührung ist sehr wichtig für unsere Gesundheit und unser Wohlbefinden. Isolation macht unglücklich und krank. Da ist es kein Wunder, dass es während der Coronapandemie vielen Menschen extrem schwerfiel, die zur Eindämmung dieser Infektionskrankheit erforderliche »soziale Distanz« einzuhalten.
Aber Berührung ist nicht gleich Berührung! Wie und wo wir berührt werden, entscheidet sogar dann über die Wirkung, wenn wir uns selbst berühren. Sharon Giammatteo entwickelte auf der Grundlage einer umfangreichen physiotherapeutischen, osteopathischen und neurowissenschaftlichen Ausbildung die sogenannte *Integrative Manual Therapy* (»Integrative Manuelle Therapie« oder IMT). Mit dieser besonders sanften und achtsamen Form der Berührung lässt sich das vegetative

Nervensystem stark und nachhaltig beeinflussen. Die Übungen auf den folgenden Seiten sind von Sharon Giammatteo, Lissa Wheeler und David Berenbaum inspiriert.

DAS WIE UND WO DER BERÜHRUNG

Die menschliche Hand ist beides: Sinnesorgan und Werkzeug. Allerdings nutzen wir die Hände in unserer Kultur mehr zum Tun als zum Fühlen. Dabei sind unsere Fingerspitzen wahre Tastwunder! Nur die Lippen und die Zunge sind ähnlich großzügig mit Sinneszellen ausgestattet. Mit den Händen nehmen wir die Temperatur von Gegenständen wahr, die Beschaffenheit ihrer Oberflächen und ihre Festigkeit. Wir können damit auch feinste Schwingungen oder Vibrationen spüren.
Wenn wir etwas in die Hand nehmen, um etwas damit zu tun, wird dies als Alpha-Berührung bezeichnet, zum Beispiel wenn wir eine Kugel Teig in die Hand nehmen, um sie zu kneten. Wenn wir die Hände einsetzen, um mit einem anderen lebenden Wesen Kontakt aufzunehmen, wenn es ums Fühlen und Vermitteln von nonverbalen Botschaften geht, wird dies als Gamma-Berührung bezeichnet. Diese Art der Berührung ist die Qualität, die Sie für die folgenden Übungen brauchen. Selbst wenn Sie noch nie etwas Ähnliches gemacht haben, können Sie darauf vertrauen, dass Sie tief im Inneren instinktiv wissen werden, wie Sie sich etwas Gutes tun können.

Seit vielen Jahrhunderten beschäftigen sich Heilkundige in aller Welt auch mit der Beziehung zwischen bestimmten Punkten und Regionen an der Körperoberfläche und Organen oder Energieströmen im Körperinneren. Bekannte Beispiele sind die Meridiane und Akupunkturpunkte der Traditionellen Chinesischen Medizin (TCM) und die Reflexzonen an Händen und Füßen, die in vielen verschiedenen naturheilkundlichen Systemen beschrieben und mit Massagetechniken therapeutisch genutzt werden.
Naturwissenschaftlich am besten erforscht und erklärbar sind die Head'schen Zonen oder Head-Zonen. Wir haben es hier mit Hautabschnitten im Bereich der vorderen und hinteren Rumpfwand zu tun, die vor dem Hintergrund der Entwicklung des Embryos im Mutterleib eine Nervenverbindung zu bestimmten Organen haben. Erkrankungen eines bestimmten Organs führen deshalb zu einer Berührungsempfindlichkeit im Bereich der damit verbundenen Head-Zone.

HEILENDE HÄNDE

Jeder kann von der heilenden Wirkung des Handauflegens profitieren. Die folgenden Anleitungen beschreiben, wie Sie sich einfach etwas Gutes tun können. Wie immer gilt: Wenn es sich gut anfühlt, ist es jetzt das Richtige für Sie. Wenn nicht, probieren Sie es etwas später noch einmal.

DAS LIMBISCHE SYSTEM

Das limbische System ist so etwas wie das Radar des Mittelhirns. Es scannt die Umgebung ununterbrochen nach Gefahrensignalen ab, um rechtzeitig reagieren zu können. Ein Leben in der Großstadt hält es ständig auf Trab.

Das limbische System liegt zentral im Schädel und hat die Form eines Rings an der Grenze zwischen Mittelhirn und Großhirn. Es steuert die Uremotionen wie Angst, Wut, Trauer, Ekel und Verachtung, aber auch Freude.

Sinneseindrücke wie Bilder, Laute und vor allem Gerüche erreichen das limbische System Sekundenbruchteile vor der Großhirnrinde. Deshalb kann es vorkommen, dass wir bereits zu reagieren beginnen, bevor wir den Auslöser überhaupt bewusst wahrgenommen haben. Dies gilt vor allem für Gefahrensignale, denn in diesem Fall können Bruchteile von Sekunden darüber entscheiden, ob es uns gelingt, uns in Sicherheit zu bringen.

Vor allem Objekte, die sich schnell auf uns zubewegen, grell blinkende Lichter, laute und tiefe Geräusche sowie fremde Menschen mit unfreundlichen Gesichtern werden instinktiv als Bedrohung eingestuft (**siehe auch Seite 70f.**). Aber das Gehirn ist lernfähig. Als Kinder erschrecken wir noch, wenn ein Rettungswagen mit Blaulicht und Sirene vorbeirast. Später drehen wir kaum den Kopf, weil unser Großhirn gelernt hat, die instinktive Reaktion auf solche Reize zu hemmen.

Die folgende Übung hilft beim Entspannen nach jeder Form von Reizüberflutung. Sie ist besonders wohltuend, wenn Sie abends nicht abschalten können, weil Sie sich geärgert haben oder sich Sorgen machen und das Gedankenkarussell immer weiterkreist. Probieren Sie die Übung auch aus, wenn Sie sich keines akuten emotionalen Anlasses bewusst sind, aber häufig unter Kopfschmerzen leiden oder nachts mit den Zähnen knirschen.

ENTSPANNUNG FÜR DAS LIMBISCHE SYSTEM

- Üben Sie zunächst in ruhiger Umgebung im Liegen oder in einem Sessel. Mit etwas Übung können Sie die Technik auch im Alltag einsetzen, zum Beispiel wenn Sie nach einem angespannten Gespräch eine Auszeit brauchen.
- Wenn Sie im Liegen üben, legen Sie sich auf die rechte Seite. Wenn Sie im Sitzen üben, stützen Sie beide Ellenbogen auf eine Tischplatte. Sobald Sie mit der Übung vertraut sind und etwas Routine gewonnen haben, klappt es notfalls auch im Stehen und ohne Hilfsmittel.

- Legen Sie Daumen, Zeigefinger, Mittelfinger der rechten Hand an die Nasenwurzel. Legen Sie die linke Hand auf den Muskel direkt unterhalb der Ellenbeuge an der Daumenseite des rechten Arms. Bleiben Sie 3 bis 5 Minuten in dieser Haltung. Atmen Sie ruhig und gleichmäßig und konzentrieren Sie sich dabei ganz besonders auf die Ausatmung. (1)
- Nehmen Sie mit der linken Hand Kontakt mit dem Punkt auf, der mittig zwischen Ellenbeuge und Handgelenk sowie tief im Gewebe zwischen den beiden Unterarmknochen liegt. Berühren Sie mit dem Daumen die Innenseite, mit dem Mittelfinger die Außenseite des Unterarms und bleiben Sie 3 bis 5 Minuten in dieser Position. (2)
- Legen Sie die linke Hand über den rechten Handrücken vom kleinen Finger bis zum Zeigefinger. Atmen Sie ruhig und regelmäßig und bleiben Sie noch 3 bis 5 Minuten in dieser Position. (3)
- Schütteln Sie zum Abschluss dieser Übung locker die Arme aus.

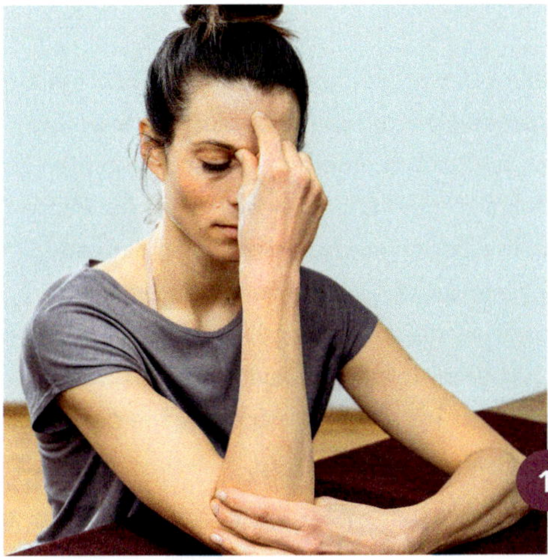
1

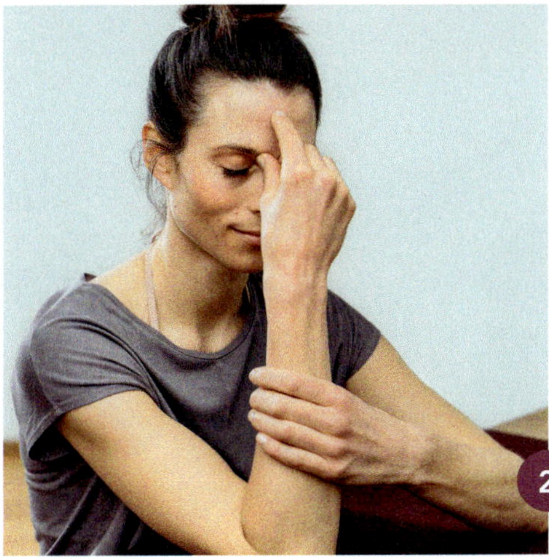
2

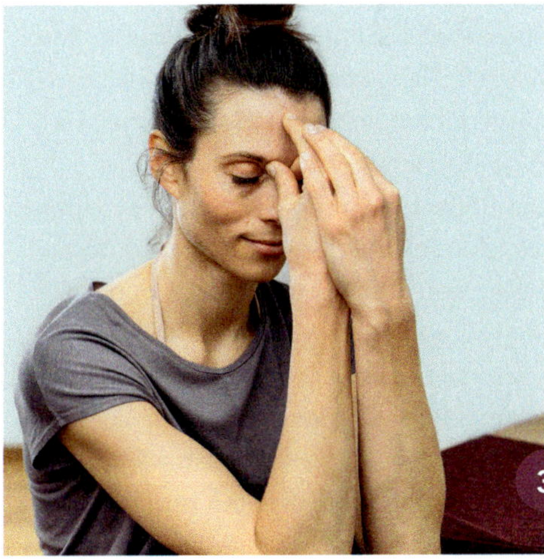
3

MAGEN UND DARM

Eine der vielen Aufgaben des Parasympathikus ist die Aktivierung der ringförmigen Muskeln, die den Speisebrei vom Schlucken bis zur Ausscheidung durch unseren Verdauungstrakt befördern. Dieser Vorgang wird auch Peristaltik genannt.

Der menschliche Magen-Darm-Trakt kennt nicht nur eine Richtung für die Beförderung von Speisen. Wir verfügen auch über einen »Rückwärtsgang«. Er kann durch biochemische Signale aktiviert werden, wenn wir verdorbene Nahrungsmittel zu uns genommen haben, sowie durch Ekel, Emotionen und bei anfälligen Menschen sogar durch Aufregung. Eine abgeschwächte Form des Erbrechens ist das Aufstoßen. Es hilft, wenn wir kohlensäurehaltige Getränke zu uns nehmen, doch Aufstoßen ohne vermehrte Luft im Bauch kann ein nervöses Symptom sein. Eine weitere funktionelle Störung ist eine Schwäche der Peristaltik. Dann haben wir keinen rechten Appetit, fühlen uns beim Essen schnell voll und der Stuhlgang ist eher träge.
Wenn Patienten solche Symptome schildern, frage ich gern, was sie in den letzten Tagen und Wochen »zum Kotzen« fanden, ob sie »eine Kröte schlucken« mussten oder ihnen »etwas im Magen liegt«. Auch hier kennt der Volksmund viele Redewendungen. »Liebe geht durch den Magen«, sagt man. Ein Mangel an Liebe führt nicht selten dazu, dass in den Eingeweiden nichts mehr vorwärtsgeht.

In allen diesen Fällen ist es sinnvoll, die nachfolgende Übung einmal auszuprobieren. Sie kann auch nach einem überstandenen Magen-Darm-Infekt, bei Sodbrennen, der Reisekrankheit oder einem übertrieben aktiven Würgereflex von Nutzen sein. Selbst Mütter können lernen, ihre Säuglinge auf diese Weise zu behandeln, wenn sie nach dem Stillen oder dem Trinken einen großen Teil der Milch wieder ausspucken.

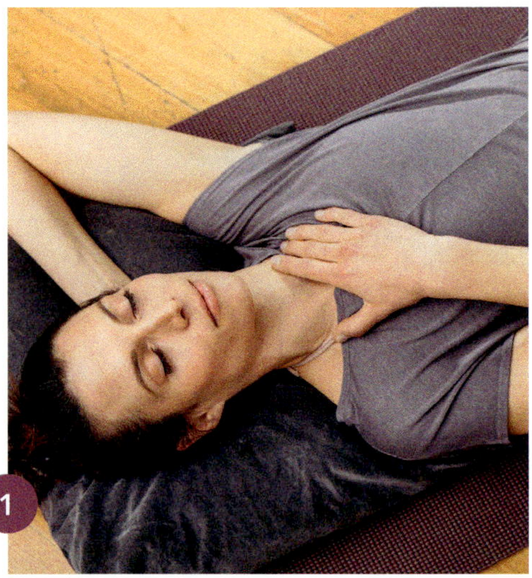

GESUNDE BEWEGUNG FÜR MAGEN UND DARM

- Üben Sie in ruhiger Umgebung in einem Sessel oder im Liegen. Sorgen Sie gegebenenfalls mit einem Kopfkissen und einer Knierolle dafür, dass Sie gut liegen. Legen Sie zwei Kissen bereit, um bei Bedarf die Arme stützen zu können.
- Nehmen Sie mit Daumen und Mittelfinger der rechten Hand Kontakt mit den Reflexpunkten am tiefsten Punkt der rechten und linken Schlüsselbeingrube auf. Stützen Sie den Arm, damit er entspannt bleibt. Legen Sie die linke Hand an den Hinterkopf. Der Daumen befindet sich am Übergang zwischen Schädel und Halswirbelsäule. Spüren Sie in die Tiefe, wo der Vagusnerv an der Schädelbasis austritt. (1)
- Bleiben Sie 3 bis 5 Minuten in dieser Position. Atmen Sie ruhig und regelmäßig und konzentrieren Sie sich dabei vor allem auf die Ausatmung.
- Legen Sie die linke Hand leicht links von der Mittellinie des Körpers unter der Brust an die Stelle, wo bei Frauen der BH abschließt. Dort tritt der Vagusnerv in der Tiefe mit der Speiseröhre durchs Zwerchfell. (2) 3 bis 5 Minuten halten.
- Fächern Sie die linke Hand auf, sodass sie den ganzen linken Rippenbogen bedeckt. An dieser Stelle verzweigen sich in der Tiefe viele Fasern des Vagusnervs in der Muskulatur der Magenwand. Atmen Sie ruhig und regelmäßig und bleiben Sie weitere 3 bis 5 Minuten in dieser Position. (3) Lockern Sie abschließend die Arme.

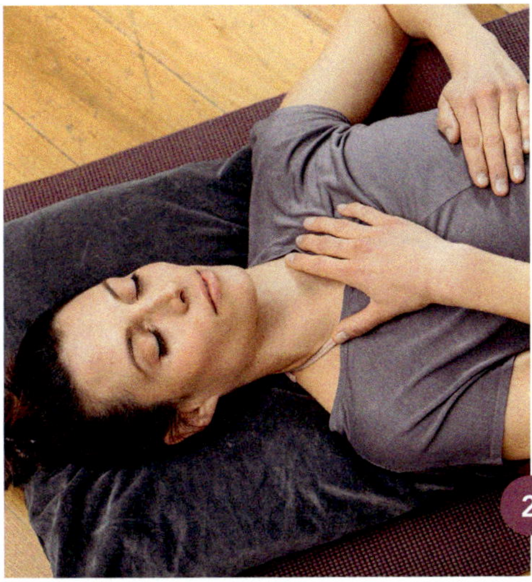

2

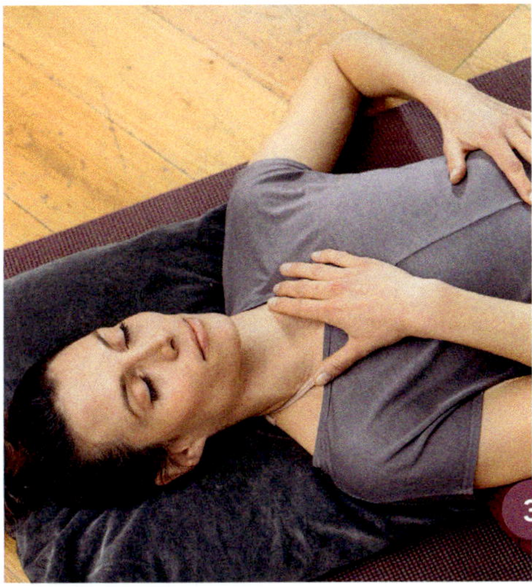

3

DIE SCHLIESSMUSKELN DES MAGEN-DARM-TRAKTS

Der Sympathikus steuert die Schließmuskeln des Magen-Darm-Trakts, welche die einzelnen Abschnitte des Verdauungstrakts voneinander trennen. Sie reagieren auch auf Emotionen: Bei sozialem Stress spannen sie sich an.

TRENNUNG DER VERSCHIEDENEN CHEMISCHEN MILIEUS

Jeder Abschnitt des Magen-Darm-Trakts verfügt über sein eigenes chemisches Milieu und deshalb auch über einen speziellen Typ von Schleimhaut: Die Magenschleimhaut kann die Magensäure aushalten (die Schleimhaut der Speiseröhre kann es nicht). Der Zwölffingerdarm kann der Galle und den Sekreten der Bauchspeicheldrüse widerstehen (der Magen kann es nicht). Und nur der Dickdarm kommt mit den Bakterien zurecht, die für den Menschen unverdauliche Fasern weiter aufspalten (der Dünndarm kann es nicht).

Deshalb sind die einzelnen Abschnitte des Magen-Darm-Trakts an folgenden Stellen durch Schließmuskeln voneinander getrennt:

- Mageneingang (1)
- Magenausgang (2)
- Übergang Dünndarm-Dickdarm (3)
- Übergang absteigender Dickdarm-Sigmoid (so heißt der letzte Dickdarmabschnitt) (4)
- Anus (5)

Sie müssen einerseits ausreichend Spannung aufbauen, um zu verhindern, dass der Speisebrei in die falsche Richtung fließt. Andererseits müssen sie sich in Zusammenarbeit mit der peristaltischen Muskulatur in rhythmischen Abständen öffnen, damit der Inhalt weitertransportiert werden kann. In diesem Zusammenhang können zwei Probleme auftreten: Sind die Schließmuskeln nicht dicht genug, kommt es zu Entzündungen oder gar Geschwüren am Übergang von einem Abschnitt zum nächsten. Verkrampfen sie, kommt es zu kolikartigen Schmerzen.

SOZIALER STRESS

Wenn man so möchte, sind die Lippen der erste Schließmuskel des Magen-Darm-Trakts. Sozialer Stress entsteht in allen Situationen, in denen wir unsere wahren Emotionen hinter einer freundlichen Maske verbergen müssen. Ich spreche hier gern vom »Lächelstress«, der in vielen Dienstleistungsberufen an der Tagesordnung ist. Selbst wenn die Kunden noch so unhöflich sind, wird von den Angestellten verlangt, die Haltung zu bewahren. Aber auch in vielen anderen Branchen kann es erforderlich sein, die sprichwörtliche »gute

Miene zum bösen Spiel« zu machen. Selbstbeherrschung ist ein hoher kultureller Wert, aber sie hat auch ihren Preis. Eine ihrer weniger schönen Nebenwirkungen ist eine hohe Spannung in den Schließmuskeln.
Die folgende Übung kann nicht nur bei Bauchschmerzen, sondern auch bei Blähungen, Verstopfungen, Hämorrhoiden und Analfissuren nützlich sein.

ENTSPANNUNG FÜR DIE SCHLIESSMUSKELN

- Üben Sie in ruhiger Umgebung in einem Sessel oder im Liegen. Sorgen Sie gegebenenfalls mit einem Kopfkissen und einer Knierolle dafür, dass Sie gut liegen. Legen Sie zwei Kissen bereit, um bei Bedarf die Arme stützen zu können.
- Bei leichten Beschwerden in einer einzigen Region des Magen-Darm-Trakts können Sie sich auf die Arbeit mit dem entsprechenden Schließmuskel beschränken. Bei stärkeren chronischen Symptomen sollten Sie alle Schließmuskeln der Reihe nach von oben nach unten entspannen.
- Für die Schließmuskeln auf der linken Körperseite legen Sie die rechte Hand an den Hinterkopf. Der Daumen befindet sich am Übergang zwischen dem Schädel und der Halswirbelsäule. Nehmen Sie in der Tiefe Kontakt zum Hirnstamm auf. Legen Sie die linke Hand dort auf den Bauch, wo sich der betroffene Schließmuskel befindet – die Nummerierung hilft Ihnen dabei. Für die Schließmuskeln auf der rechten Körperseite wechseln Sie die Position: Bringen Sie die linke Hand an den Hinterkopf, die rechte Hand auf den Bauch.
- Bleiben Sie 3 bis 5 Minuten in dieser Position. Atmen Sie ruhig und regelmäßig und konzentrieren Sie sich dabei vor allem auf die Ausatmung.
- Wechseln Sie anschließend zu einem anderen Schließmuskel oder beenden Sie die Übung, indem Sie die Arme lockern.

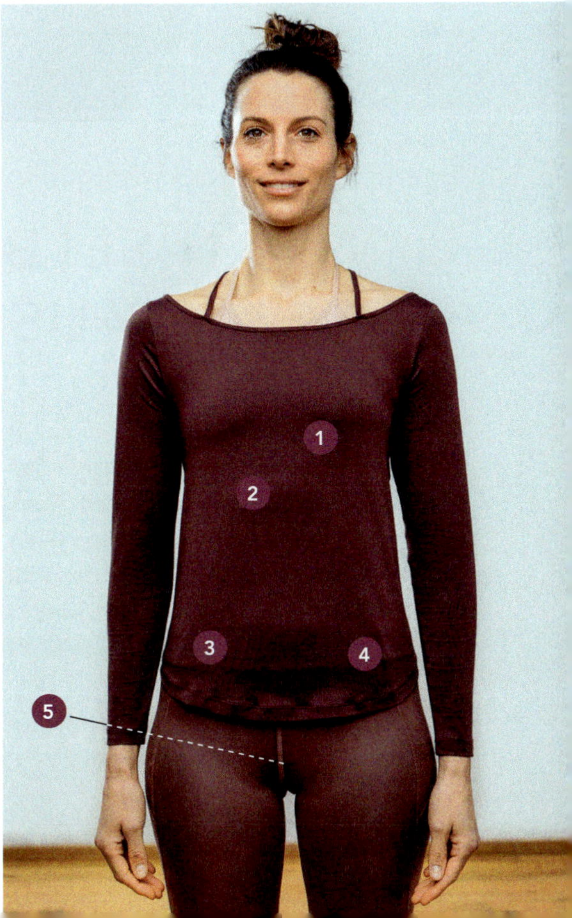

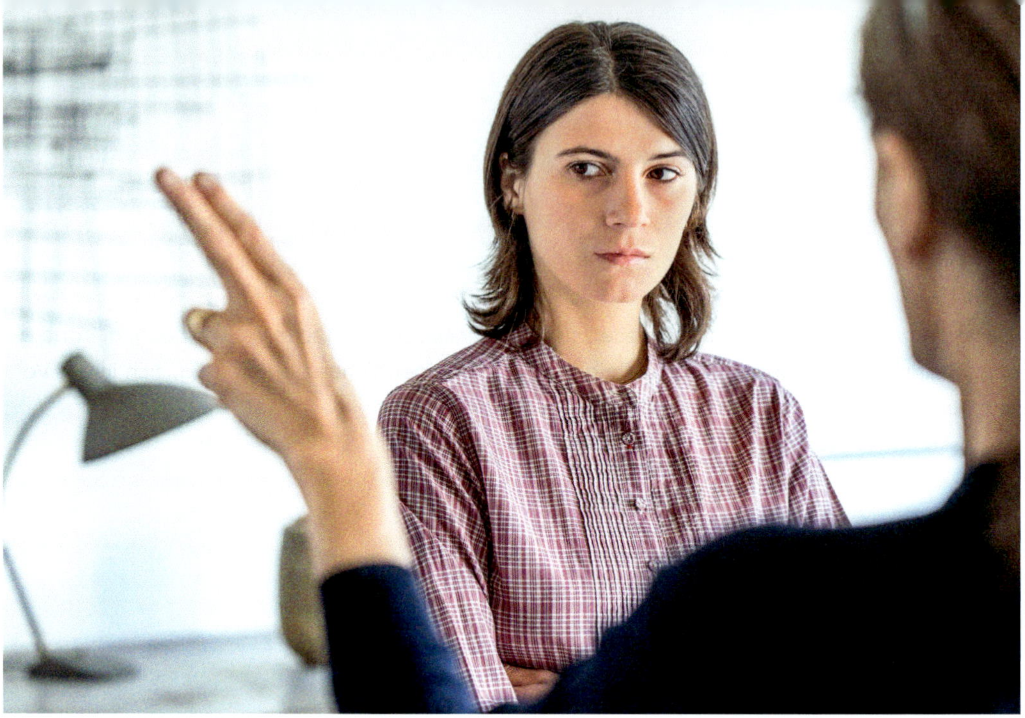

WENN SELBSTHILFE NICHT AUSREICHT

Gute Selbstfürsorge ist die Grundlage des Wohlbefindens und der Gesundheit. Aber Menschen, die in den ersten Lebensjahren wenig Fürsorge durch die Eltern oder andere Betreuungspersonen erlebt haben, tun sich schwer damit. Um sich selbst erfolgreich helfen zu können, müssen sie zunächst Erfahrungen mit Co-Regulation machen (**siehe Seite 26**) und benötigen dazu therapeutische Unterstützung. In Deutschland sind die psychotherapeutischen Angebote noch stark gesprächsbetont. Dabei ist wissenschaftlich erwiesen: Reden reicht nicht immer. Auch der Körper muss einbezogen werden. Die folgenden Methoden wurden für Menschen mit traumatischen Erfahrungen und psychosomatischen Beschwerden entwickelt und verfolgen einen körperorientierten Ansatz.

EMDR

Eye Movement Desensitization and Reprocessing (etwa »Desensibilisierung und Aufarbeitung durch Augenbewegungen«, kurz EMDR), ist derzeit das einzige traumatherapeutische Verfahren, das von den gesetzlichen Krankenkassen bezahlt wird. Es eignet sich vor allem bei einem Schocktrauma, also wenn ein einzelnes abgegrenztes Ereignis wie zum Beispiel ein Unfall die Traumatisierung verursacht hat.

Das Verfahren

Diese Methode wurde von der amerikanischen Psychologin Francine Shapiro entwickelt. Ende der Achtzigerjahre wurde bei ihr eine Krebserkrankung diagnostiziert. Diese Diagnose löste verständlicherweise starke Ängste und depressive Gefühle in ihr aus. Bei einem Spaziergang im Park entdeckte sie eher zufällig, dass ihr das langsame Hin- und Herbewegen der Augen emotionale Entlastung schenkte. Nachdem sie diese Entdeckung gemacht hatte, probierte sie diese Technik zunächst auch mit ihren Patienten aus. Als sie erste Behandlungserfolge verzeichnen konnte, begann sie schließlich damit, das Vorgehen zu systematisieren.
Auf welche Weise EMDR nun genau wirkt, ist bis heute nicht geklärt. Allerdings wurde die Wirksamkeit dieses Verfahrens von mehreren Studien belegt, sodass es im Jahr 2015 in den Leistungskatalog der gesetzlichen Krankenkassen aufgenommen wurde.

Zu Beginn der Therapie verschafft sich der Therapeut genau wie bei anderen Verfahren in einem oder mehreren Gesprächen einen Überblick über die Lebensgeschichte des Patienten und das von ihm erlebte Trauma. Anschließend lernt der Patient noch im Vorfeld der eigentlichen Behandlung, sich in der Vorstellung an einen »sicheren Ort« zu begeben. In den EMDR-Sitzungen selbst konzentriert er sich dann nacheinander auf einzelne Aspekte des erlebten Traumas. Man könnte sie mit Standbildern auf dem Bildschirm vergleichen, wenn man mitten im Film die Pausentaste drückt. Während der Patient den Kopf ruhig hält, folgt er mit den Augen den langsamen Handbewegungen des Therapeuten. Zum Abschluss der Sitzung wird ein positiver Zielgedanke formuliert, der im Gegensatz zur Traumaerfahrung steht, zum Beispiel: »Ich kann etwas tun«, statt: »Ich bin hilflos«. Je nach Komplexität muss dieser Vorgang mehrere Male mit verschiedenen Aspekten des Traumas (also mit verschiedenen »Standbildern«) wiederholt werden, bis es schließlich vollständig verarbeitet ist.

Für wen ist EMDR besonders geeignet?

Diese Methode hilft bei Menschen am besten, die erst im Erwachsenenalter traumatische Erfahrungen gemacht haben, die auch der Erinnerung gut zugänglich sind. Beispiele dafür wären ein Verkehrsunfall, eine Naturkatastrophe oder gar ein Terroranschlag.

HRV-BIOFEEDBACK

HRV ist die Abkürzung für den englischen Begriff der *heart rate variability* (»Herzfrequenzvariabilität«). Er beschreibt die Schwankungen der Herzfrequenz, die durch die Variation der Abstände zwischen zwei aufeinanderfolgenden Herzschlägen zustande kommen und den Regulationszustand des vegetativen Nervensystems unmittelbar widerspiegeln.

Das Verfahren

Biofeedback-Verfahren nutzen technische Geräte, um Vorgänge in unserem Körper für das Großhirn und damit die bewusste Wahrnehmung erkennbar zu machen, die normalerweise nur auf unbewusster Ebene registriert werden. Dabei kann es sich zum Beispiel um den Blutdruck, die Muskelspannung (EMG-Biofeedback), die Schwankungen der Herzfrequenz (HRV-Biofeedback) oder sogar die elektrische Aktivität des Gehirns selbst handeln (Neurofeedback).

Auch bei dieser Methode weiß man nicht im Detail, wodurch die positive Wirkung entsteht. Bekannt ist aber, dass man auf diese Weise lernen kann, über das Großhirn Einfluss auf Prozesse zu nehmen, die üblicherweise unwillkürlich gesteuert werden.

Beim HRV-Biofeedback lernt man, die Aktivität des Vagusnervs unmittelbar zu beeinflussen. Wenn der ventrale Vagus, also das neue parasympathische Nervensystem, am Ruder ist, steigt die Herzfrequenz beim Einatmen an und sinkt beim Ausatmen wieder ab. Wird die Herzfrequenz in Form einer Linie über einen gewissen Zeitraum hinweg aufgezeichnet, schwingt diese Linie harmonisch auf und ab. Bei einer starken Aktivierung des Sympathikus werden die Schwankungen jedoch unregelmäßig und die Ausschläge größer. Ist der dorsale Vagus, also das alte parasympathische System dominant, flacht auch die Linie ab, und der Herzschlag wird ebenso »starr« wie der Schlag eines Metronoms.

Nach der Einweisung in die Arbeit mit dem Biofeedback-Gerät werden in den meisten Fällen Atemübungen eingesetzt, um die Kurve und damit den Regulationszustand des vegetativen Nervensystems in die gewünschte Richtung zu verschieben.

Die Wirksamkeit von Biofeedback wurde durch Studien bewiesen. Leider wird es bisher erst von wenigen Therapeuten angeboten und auch in psychosomatischen Kliniken nur vereinzelt eingesetzt.

Für wen ist HRV-Biofeedback besonders geeignet?

Wer von dieser Methode profitieren möchte, sollte einen eher entspannten Umgang mit der Technik pflegen. Diese Möglichkeit ist bei technikaffinen Männern und bei jungen Menschen besonders beliebt. Inzwischen sind sogar Biofeedback-Apps und Zubehör für das Smartphone erhältlich. Als Alltagsbegleiter können sie wertvolle Informationen darüber liefern, wie sich bestimmte Aktivitäten auf den Regulationszustand auswirken.

MEDIZINISCHE HYPNOSE

Mit Hypnose lässt sich ein veränderter Bewusstseinszustand erzeugen, die sogenannte Trance. Unter Hypnose werden die Grenzen zwischen der willkürlichen und der unwillkürlichen Ebene des Gehirns durchlässiger.

Das Verfahren

In der modernen Systemischen Hypnotherapie werden Symptome als Botschaften von Hirnstamm und Mittelhirn an das Großhirn verstanden: Sie wollen darauf aufmerksam machen, dass wichtige psychische oder organische Bedürfnisse übergangen werden.
Nach diesem Verständnis kann das Behandlungsziel nicht darin bestehen, die Symptome zum Verschwinden zu bringen, um dann im Anschluss einfach genauso weiterzumachen wie bisher. Es geht vielmehr darum herauszufinden, was fehlt.
Das Erzeugen von Trancezuständen ist nur ein kleiner Teilbereich dieser Methode. Menschen können lernen, sich selbstständig in Trance zu versetzen und unwillkürliche Prozesse mithilfe von inneren Bildern zu beeinflussen. Wenn jemand zum Beispiel unter Bauchschmerzen leidet, weil seine Schließmuskeln zu stark angespannt sind und die rhythmischen Kontraktionen der Darmwand nicht stark genug sind, kann eine sogenannte »Aquarium-Trance« hilfreich sein. Denn an Fischen, Quallen und Seeanemonen lassen sich die rhythmischen Auf-und-zu-Bewegungen sehr schön beobachten.

Der Versuch, bestimmte emotionale und vegetative Prozesse oder Zustände mit visuellen, akustischen oder anderen Sinnesreizen zu unterstützen, wird auch »Priming« genannt. Da ist es hilfreich, dass eine unendliche Fülle von Bildern und Videoaufnahmen im Internet verfügbar ist. Es spielt keine Rolle, um welches Thema es geht und ob man sich mehr Flexibilität oder Wehrhaftigkeit, ein dickeres Fell oder die Fähigkeit wünscht, die Dinge an sich abperlen zu lassen: Für alles findet sich ein Vorbild in der Natur.

Für wen ist die medizinische Hypnose besonders geeignet?

Je lebhafter ihr Vorstellungsvermögen, desto schneller finden die Menschen einen Zugang zu dieser Methode.

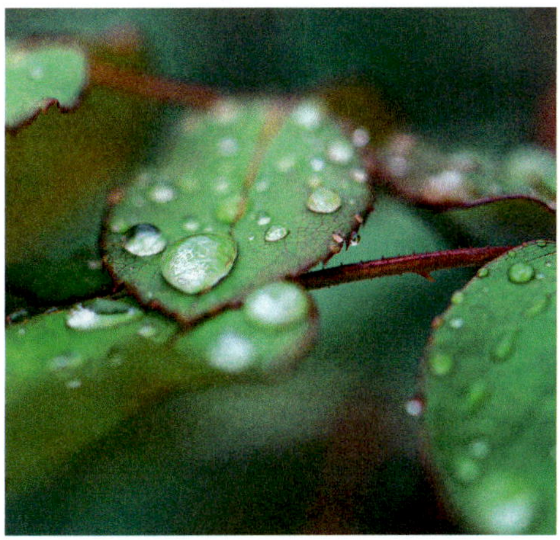

Sie möchten lernen, die Dinge an sich abperlen zu lassen? Natürliche Vorbilder können dabei helfen.

KLOPFEN ALS THERAPIE

EFT, MET, TFT oder Tapping – hinter diesen Abkürzungen verbergen sich verschiedene therapeutische Schulen, die das Klopfen als therapeutisches Mittel einsetzen. An dieser Stelle werde ich die von Dr. Michael Bohne entwickelte PEP-Technik vorstellen.

Das Verfahren

Die Abkürzung PEP steht für »prozess- und embodimentfokussierte Psychologie«, und das Verfahren enthält neben Klopftechniken auch Überkreuzbewegungen, Übungen zur Aktivierung von Hirnnerven (zum Beispiel verschiedene Augenbewegungen und das Summen), weitere kognitive Aufgaben wie das Rückwärtszählen und Selbstaffirmationen.
Inwiefern kann diese Kombination dazu beitragen, unangenehme emotionale Zustände oder kreisende Gedanken zu durchbrechen? Auf neurowissenschaftlicher Ebene sind Gefühle und Gedanken nichts weiter als Strom, der durch bestimmte neuronale Netzwerke fließt. Da dem Gehirn nur eine begrenzte Menge Blut zur Verfügung steht, kann es somit auch nur eine begrenzte Menge Strom erzeugen. Der schnelle Wechsel zwischen komplexen Aufgaben sorgt dafür, dass der Strom immer wieder durch andere Hirnareale und damit andere Netzwerke fließen muss. Das zieht dem quälenden Gedankenkarussell bildlich gesprochen den Stecker.
Das Klopfen ist ein feinmotorischer Vorgang mit hohem Strombedarf in den für die Bewegung zuständigen motorischen Hirnarealen. Gleichzeitig werden viele sensorische Reize erzeugt, denn die Fingerkuppen sind dicht mit Rezeptoren besetzt! Klopft man noch auf die gegenüberliegende Hand oder auf Punkte im Gesicht, erzeugt man weitere sensorische Reize und damit viel Strom in den sensorischen Arealen des Gehirns.
Nachdem man in den Sitzungen unter therapeutischer Anleitung geklopft und positive Selbstaffirmationen erarbeitet hat, kann man die Technik selbstständig nutzen. In weiteren Sitzungen werden mögliche Blockaden wie Vorwürfe an sich selbst oder andere, zu hohe Erwartungen, inneres Schrumpfen (sich klein und inkompetent zu fühlen) oder dysfunktionale Loyalitäten erforscht.

Für wen ist das Klopfen besonders geeignet?

Meiner Erfahrung nach sind von dieser Methode vor allem Menschen vom Typ »Zappelphilipp« begeistert, die bei zunehmendem Stress immer unruhiger werden. Sie bietet ihnen eine konstruktive Möglichkeit, mit ihren nervösen Impulsen umzugehen.

TRAUMASENSITIVES YOGA

Die positive Wirkung von Yoga auf das vegetative Nervensystem ist seit Langem bekannt. Damit auch traumatisierte Menschen mit vielfältigen Beschwerden davon profitieren können, sind methodische Anpassungen nötig.

Das Verfahren

Das Traumasensitive Yoga (TSY) wurde in den Vereinigten Staaten von David Emerson an einem Institut für Traumatherapie unter der Leitung von Bessel van der Kolk, einem Pionier der Traumaforschung und -therapie, entwickelt. Dort werden in erster Linie schwer traumatisierte Menschen betreut, die in amerikanischen Innenstädten oder als Soldaten bei Kriegseinsätzen über längere Zeit extreme Gewalt erlebt haben. Viele von ihnen sind chronisch dissoziiert, das heißt, sie sind kaum mit dem eigenen Körper in Kontakt. Denn wenn sie sich selbst spüren, ist dies stets mit dem Risiko verbunden, dass sie von entsetzlichen Erinnerungen überschwemmt werden. Aber auch weniger schwer traumatisierte Menschen können in einem der üblichen Yogakurse überfordert sein oder belastende Flashbacks erleben.
Bei den Betroffenen muss jeder Leistungsgedanke im Yogaunterricht in den Hintergrund treten. Das oberste Ziel der Praxis ist es zunächst, Konzentration und Präsenz im gegenwärtigen Augenblick zu fördern sowie die Fähigkeit zu entwickeln, die Spiegelung der eigenen Gefühle im Körper wahrzunehmen. Darauf aufbauend können Selbstregulation und Selbstwirksamkeitsüberzeugungen gestärkt werden. Die Yogaschüler sollen lernen, dass sie zwischen verschiedenen Schwierigkeitsgraden einer Yogahaltung wählen und eine Position mit Hilfsmitteln unterstützen können. Darüber hinaus ermöglicht der Unterricht in der Gruppe ein Resonanzerlebnis und kann die Fähigkeit zum positiven Umgang mit anderen fördern.

Für wen ist Traumasensitives Yoga besonders geeignet?

Vielleicht haben Sie es schon einmal mit Yoga probiert, mussten den Kurs aber abbrechen, weil die vorhandenen Schmerzen stärker wurden, bei Atemübungen Beklemmungen auftraten oder sich andere unangenehme Symptome einstellten. In diesem Fall können Sie einen weiteren Anlauf bei einem der Yogalehrer wagen, die sich in Traumasensitivem Yoga weitergebildet haben.

SOMATIC EXPERIENCING

Die wörtliche Übersetzung der Methode lautet »den eigenen Körper erfahren«. Der amerikanische Körperpsychotherapeut Peter A. Levine (**siehe auch Seite 71**) begann Mitte der Siebzigerjahre mit der Entwicklung des Somatic Experiencing (SE) und ist bis heute in Forschung und Ausbildung aktiv.

Das Verfahren

Wie Sie bereits weiter oben lesen konnten, kann es für schwer traumatisierte Menschen schwierig oder gar bedrohlich sein, den Wahrnehmungsfokus auf den eigenen Körper zu richten. Deshalb sind die beiden Begriffe »Titration« und »Pendeln« von zentraler Bedeutung für die Arbeit eines SE-Therapeuten.

Das Wort »Titration« stammt ursprünglich aus der Chemie und meint eine bestimmte Vorgehensweise bei chemischen Reaktionen. Dabei dürfen die Ausgangssubstanzen nur Tropfen für Tropfen in ein Gefäß gegeben werden, da die Reaktion sonst zu schnell und zu heftig abläuft. Ein SE-Therapeut wird seine Klienten in gleicher Weise dazu anleiten, den Kontakt zum eigenen Körper in ganz kleinen Schritten aufzubauen.

Mit dem Begriff des »Pendelns« soll ausgedrückt werden, dass der Prozess nie lange bei unangenehmen Gefühlen verweilt. Sobald sie sich einstellen, wechselt man zu haltgebender Berührung, zum Tönen oder zu einfachen Übungen, zum Beispiel dem Springen auf einem Trampolin. Damit sollen angenehme oder zumindest neutrale – das heißt nicht mit dem Trauma verbundene – Körpergefühle erzeugt werden, auf die der Betroffene seine Aufmerksamkeit richten kann.

Bei dieser Pendelbewegung wird also erst Kontakt zu den traumatischen Erinnerungen im Körper aufgenommen und anschließend die Aufmerksamkeit in positiver Weise auf den Körper im Hier und Jetzt gelenkt. Je öfter die Pendelbewegung gelingt, desto mehr Sicherheit gewinnen traumatisierte Menschen und desto besser wird auch ihre Verbindung zu sich selbst. Im Rahmen dieser Behandlung können oft Discharge-Phänomene auftreten, von denen bereits auf **Seite 37** die Rede war. Ist das Zittern abgeklungen, stellt sich danach ein Gefühl angenehmer Entspannung ein.

Für wen ist Somatic Experiencing besonders geeignet?

Peter A. Levine hat sich intensiv mit den Folgen von schweren Unfällen oder Erkrankungen beschäftigt, bei denen es zu einer längeren Bewusstlosigkeit kam oder die Patienten ins künstliche Koma versetzt wurden. Erfahrene SE-Therapeuten sind in der Lage, auch Menschen zu betreuen, die während einer Narkose aufgewacht sind oder Nahtoderfahrungen gemacht haben.

PESSO-THERAPIE

Die körperorientierte Psychotherapie nach Albert Pesso (auch *Pesso Boyden System Psychomotor* oder PBSP) ist eine spezielle Form der Familienaufstellung. In der Gruppe werden mit Rollenspielern oder in der Einzeltherapie in der Vorstellung heilsame Erfahrungen mit idealen Elternfiguren entwickelt.

Das Verfahren

Heranwachsende brauchen Platz, Nahrung, Unterstützung, Schutz und Grenzen. Albert Pesso geht davon aus, dass diese fünf Grundbedürfnisse in der Kindheit erfüllt sein müssen, damit ein Mensch einen sogenannten inneren »Piloten« entwickeln kann. Wenn dieser Mensch später erwachsen ist, kann der innere Pilot sein Erleben und sein Verhalten so steuern, dass ihm sowohl die Selbstfürsorge als auch tiefe und nährende Beziehungen zu anderen Menschen gelingen.

Wurden diese Bedürfnisse nicht gestillt, sucht das »innere Kind« noch im Erwachsenenalter nach Ersatzfiguren, damit sie ihm geben, was ihm die Eltern nicht geben konnten. Aber Partner oder Freunde stehen auf verlorenem Posten, auch wenn sie sich noch so sehr bemühen. In der englischen Sprache wird dies mit dem griffigen Ausdruck beschrieben: »Right script, wrong player.« Auf Deutsch könnte man sagen: »Der Plan ist der richtige, aber die ausführende Person die falsche.«
In der Therapiesitzung wird zuerst eine exemplarische Kindheitsszene angesteuert, das heißt, der Klient versetzt sich innerlich in sein Erleben zu dieser Zeit zurück. Dann werden »ideale Eltern« eingeführt, die das tun und sagen, was damals gesagt und getan hätte werden sollen, um das berechtigte Bedürfnis des Kindes angemessen zu befriedigen. Der Klient lernt, diese heilsame Szene durch bewusste, mehrfach wiederholte Erinnerung im Langzeitgedächtnis zu verankern und zu verinnerlichen. So kann sie im Nervensystem die gleiche Wirkung entfalten, wie wenn sie sich wirklich so abgespielt hätte.
Bei Bedarf wird dieser Prozess mehrmals für verschiedene Grundbedürfnisse und Lebensalter wiederholt.

Für wen ist die Pesso-Therapie besonders geeignet?

Von allen bisher genannten Methoden ist die Pesso-Therapie am besten für Menschen mit ungünstigen Lebensbedingungen in der Kindheit geeignet, die keine Chance hatten, in dieser Lebensphase durch Co-Regulation zu lernen, wie die Selbstregulation funktioniert (**siehe Seite 26**).

TIPPS FÜR DIE ERFOLGREICHE THERAPEUTENSUCHE

Die Wahl der passenden Methode ist nur ein Aspekt, der zum Gelingen einer Therapie beiträgt. Noch wichtiger kann es sein, den passenden Therapeuten zu finden. Denn ein großer Teil des Erfolgs beruht auf unspezifischen Faktoren – vor allem darauf, ob es gelingt, ein echtes Vertrauensverhältnis aufzubauen. Im Gegensatz zu vielen anderen Bereichen ist es bei der Therapeutensuche deshalb nur begrenzt hilfreich, im Internet nach Empfehlungen zu suchen. Viele gute Therapeuten haben keine oder nur eine sehr knapp gehaltene Internetseite, da sie so stark ausgelastet sind, dass sie keine zusätzliche Werbung machen möchten.
Am sinnvollsten ist es, wenn Sie eine fachkundige Person aus Ihrem privaten Umfeld oder aber einen Arzt oder eine Ärztin, mit denen Sie gute Erfahrungen gemacht haben, um eine Empfehlung bitten. Denn jeder, der im therapeutischen Bereich tätig ist, baut sich im Laufe seiner beruflichen Karriere ein Netzwerk auf und lernt einzuschätzen, welche Patienten bei welchem Behandler gut aufgehoben sind, wenn sie psychologische Unterstützung benötigen.

UNTERSTÜTZUNG FÜR DAS HORMONSYSTEM

Viele Menschen, die traumatische Erfahrungen gemacht haben, »funktionieren« bis in die Lebensmitte recht gut. Doch wenn dann die Wechseljahre hinzukommen und verschiedene Hormondrüsen in ihrer Leistung nachlassen, kann es kritisch werden.

Die innere Chemie

Die Hormone können das Wohlbefinden, die Gefühle und sogar die Gedanken stark beeinflussen. Diese Erfahrung machen besonders die Frauen nach Beginn der Pubertät. In der Zyklusmitte sind sie himmelhoch jauchzend, kurz vor der Periode zu Tode betrübt. Männern, die keine vergleichbar starken Schwankungen des Hormonspiegels erleben, fällt es da nicht immer leicht, mit der wechselnden Verfassung der Partnerin umzugehen.

Aber die Geschlechtshormone sind nur ein Aspekt des Hormonsystems. Die Schilddrüsenhormone und das Nebennierenrindenhormon Cortisol sind ebenfalls von grundlegender Bedeutung, und Mängel können fatale Folgen für den gesamten Organismus haben.

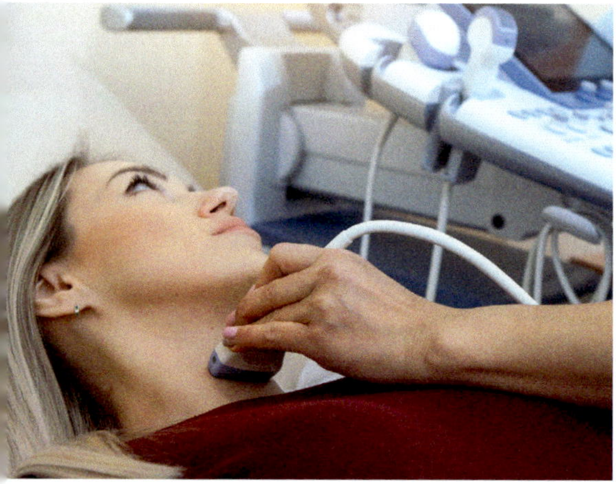

Die Schilddrüsenhormone können Körper und Psyche beeinflussen. Eine Untersuchung bringt Klarheit.

DIE SCHILDDRÜSENHORMONE

Auf Laborbögen werden die etwas sperrigen Bezeichnungen für die Schilddrüsenhormone für gewöhnlich als T3 (Trijodthyronin) und T4 (Tetrajodthyronin, auch Thyroxin genannt) abgekürzt. Diese Hormone erfüllen eine wichtige Aufgabe im Energiestoffwechsel sowie beim Wachstum einzelner Zellen und sind zwingend lebensnotwendig. Bei einem Mangel an T3 und T4 sinkt die Körpertemperatur, schlägt das Herz langsamer, wird der Darm träge, fehlt es den Muskeln an Kraft, sind wir antriebslos und depressiv. Diese Symptomatik ist einem Shutdown mit Überaktivität des alten parasympathischen Systems zum Verwechseln ähnlich **(siehe Seite 35 f.)**. Eine Überproduktion an Schilddrüsenhormonen äußert sich umgekehrt: Diese Menschen wirken nervös, ihnen ist heiß und ihr Herz schlägt schnell. All dies passiert auch bei überaktivem Sympathikus **(siehe Seite 33 ff.)**. Tückischerweise kann eine autonome Dysbalance die hormonelle Entgleisung begünstigen: Traumatisierte Menschen mit chronischer Dysregulation sind besonders anfällig für Autoimmunerkrankungen. Im Fall der Schilddrüse gibt es gleich mehrere Möglichkeiten: Die Hashimoto-Thyreoiditis führt in die Unterfunktion, Morbus Basedow in die Überfunktion. Die schmerzhafte Thyreoiditis de Quervain verursacht zunächst eine Überfunktion, die nach dem »Ausbrennen« der Schilddrüse in eine Unterfunktion übergeht. Die früher häufigste Ursache für eine Unterfunktion – der Jodmangel – ist heute durch die Jodierung von Speisesalz zum Glück sehr selten geworden. Eine mögliche Ursache für eine Überfunktion sind autonome Adenome, auch »heiße Knoten« genannt, die Schilddrüsenhormone nicht nach Bedarf, sondern ungeregelt produzieren.

Im Zweifelsfall kann nur eine Laboruntersuchung Klarheit über den genauen Befund und damit auch über die notwendigen therapeutischen Maßnahmen schaffen.

DIE GESCHLECHTSHORMONE

Bei der Frau sinkt in den Wechseljahren zunächst der Progesteronspiegel. Progesteron wird nach dem Eisprung gebildet, wenn sich im Eierstock aus dem geplatzten Follikel der sogenannte Gelbkörper bildet. Durch diesen Mangel an Progesteron verkürzt sich der Zyklus, und viele Frauen müssen feststellen, dass sie nicht mehr so gut schlafen und häufiger wach liegen. Wenn später auch noch der Östrogenspiegel sinkt und es zu Hitzewallungen kommt, kann das die Nachtruhe und damit die Erholung empfindlich stören – schlecht für das vegetative Nervensystem. Während eine Hormonersatztherapie mit naturidentischem Progesteron kaum Gefahren birgt, ist die Zufuhr von Östrogenen mit einem höheren Risiko für Krebs und Herz-Kreislauf-Erkrankungen verbunden. Nutzen und Nebenwirkungen müssen im Einzelfall sorgfältig abgewogen werden (**siehe Seite 53**).

Bislang empfehlen Frauenärzte eher selten die Einnahme von DHEA (Dehydroepiandrosteron), dem »Tausendsassa« unter den Hormonen. DHEA fördert den Erhalt eines gesunden Bindegewebes und beugt damit der Alterung der Haut, dem Verlust der Haarpracht, dem Brüchigwerden der Fingernägel und dem Schwinden von Muskelkraft und Muskelmasse vor. Auch die Psyche und das Immunsystem werden stabilisiert.

DAS NEBENNIERENHORMON CORTISOL

Nach anhaltender Überforderung der Nebenniere durch chronischen Stress kann der Cortisolmangel ein Element des Krankheitsbilds »Burn-out« (**siehe Seite 24**) sein. Unter gleichen Umständen und bei gleichen Anforderungen schütten traumatisierte Menschen ein Leben lang mehr Cortisol aus als Menschen ohne Traumaerfahrung. Sie laufen deshalb stärker Gefahr auszubrennen. Darüber hinaus neigen sie auch vermehrt dazu, Allergien und die verschiedensten Entzündungen zu entwickeln. Bei entsprechenden Symptomen können die Betroffenen von einer Hormonersatztherapie mit Hydrokortison profitieren.

DIE BEDEUTUNG DER NEUROTRANSMITTER

Inzwischen hat es sich auch in der breiten Öffentlichkeit herumgesprochen, dass Depressionen etwas mit einem Mangel an Serotonin zu tun haben können. Doch die Bedeutung vieler weiterer Neurotransmitter (»Botenstoffe«) des Nervensystems ist den meisten Menschen weitgehend unbekannt.

Neurotransmitter und ihre Wirkung

Neurotransmitter sind chemische Stoffe, die im Gehirn dafür sorgen, dass eine Nervenzelle ihren Erregungszustand und damit Informationen an andere Nervenzellen weitergeben kann, mit denen sie über sogenannte Synapsen verbunden ist. Es gibt über 20 verschiedene Substanzen, die im Nervensystem als Botenstoffe wirken. Einige davon werden benötigt, damit wir uns aufregen, also wach und aktiv sein können. Andere brauchen wird dazu, uns wieder abzuregen, also unsere Impulse zu kontrollieren, planvoll und strukturiert zu handeln, zur Ruhe zu kommen und gut zu schlafen.

Nicht nur im Hinblick auf den Körperbau, sondern auch im Hinblick auf die Produktion der Neurotransmitter gibt es große Unterschiede von Mensch zu Mensch, sogenannte Konstitutionstypen. Dies hat zum Teil genetische, zum Teil epigenetische Gründe (das heißt, welche Gene im Laufe der Schwangerschaft je nach Zustand der Mutter beim Fötus aktiviert werden und wie stark). Manche Menschen sind von Natur aus besser im Aufregen, andere sind besser im Abregen.

Darüber hinaus braucht der Körper bestimmte Nährstoffe, um in Stoffwechselprozessen die entsprechenden Botenstoffe herstellen zu können. Deshalb können eine ungesunde Ernährung und ein dadurch verursachter Mangel an Nährstoffen auch zu einem Mangel an Neurotransmittern beitragen.

Leider gilt bei diesen inneren Vorgängen das Gleiche wie in vielen anderen Lebensbereichen: Im Alter lässt die Leistungsfähigkeit nach. Da kann es sein, dass der Organismus gezielte Hilfe benötigt, um den gewohnten Spiegel und damit die Balance des Nervensystems aufrechterhalten zu können.

Die wichtigsten Vier

Im Folgenden finden Sie einen kurzen Abriss der Neurotransmitter Acetylcholin, Dopamin GABA und Serotonin. Sie sind die wichtigsten Botenstoffe im menschlichen Körper.

ACETYLCHOLIN

Der Neurotransmitter Acetylcholin wird unter anderem bei der Erregungsübertragung von Nerven auf Muskelfasern benötigt. Sie erfolgt über spezielle Synapsen, die sogenannten motorischen Endplatten. Auch die vegetativen Nerven bedienen sich dieses Botenstoffs. Er sorgt im Gehirn dafür, dass wir uns wach fühlen, uns gut konzentrieren können, Einfälle haben, kommunikationsfreudig sind und uns viele Dinge merken können.

Zu seiner Herstellung benötigt der Körper Cholin, das zum Beispiel in Milch, Eiern, Leber und Erdnüssen enthalten ist.
Da Nikotin eine vergleichbare Wirkung auf die Psyche hat, kann ein Mangel an Acetylcholin bei den Betroffenen zu einer Abhängigkeit vom Rauchen führen.

DOPAMIN

Dopamin ist der wichtigste anregende Neurotransmitter für die Belohnungssysteme des Gehirns. Ein hoher Dopaminspiegel stärkt unsere Motivation, geistige und körperliche Anstrengungen auf uns zu nehmen, um ein bestimmtes Ziel zu erreichen. Der Dopamintyp liebt Konkurrenz und Wettkämpfe. Er ist bereit, Risiken einzugehen, schätzt sinnliche Genüsse aller Art und ist überdurchschnittlich stark an Sex interessiert.
Mit grünem Tee, Kurkuma und Ginkgo können Sie den Dopaminspiegel ebenso stützen wie mit Krafttraining und einem Sonnenbad. Kokain und andere illegale Amphetamine wirken noch intensiver auf die Belohnungszentren als das Dopamin selbst und führen deshalb sehr schnell in die Sucht.

GAMMA-AMINOBUTTERSÄURE (GABA)

Menschen mit einem hohen GABA-Spiegel sind ruhig und ausgeglichen. Sie können gut planen, Kraft und Zeit gut einteilen und auf diese Weise die gesteckten Ziele erreichen. Sie arbeiten gut im Team, sind hilfsbereit und in der Lage, auch für andere mitzudenken.
Ein GABA-Mangel macht die Betroffenen ängstlich und unruhig und erhöht das Risiko für chronische Schmerzerkrankungen, zum Beispiel Fibromyalgie.
GABA wird aus der Glutaminsäure hergestellt, die in vielen eiweißreichen Nahrungsmitteln enthalten ist. Milchsäure- und Bifidobakterien erhöhen die GABA-Konzentration im Darm. Die Substanz ist auch als Nahrungsergänzungsmittel zum Einnehmen erhältlich.

SEROTONIN

Serotonintypen sind die geborenen Optimisten. Sie haben gern Spaß, sind spontan, fühlen sich wohl in ihrer Haut und sind mit sich und der Welt zufrieden. Sie sorgen überall dort, wo Menschen zusammenkommen, für eine positive und entspannte Stimmung. Im Gegensatz dazu macht ein Serotoninmangel anfällig für Symptome wie Schlafstörungen, Schmerzen und Depressionen.
Die Ausgangssubstanz für die Herstellung von Serotonin ist die Aminosäure Tryptophan, die in vielen eiweißreichen Lebensmitteln wie Käse, Eiern, Nüssen und Hülsenfrüchten, aber auch Fisch und Fleisch enthalten ist. Auch dunkle Schokolade ist eine gute Tryptophanquelle. Bei einem deutlichen Serotonindefizit ist es sinnvoller, zu Nahrungsergänzungsmitteln wie 5-Hydroxytryptophan (5-HTP) zu greifen, um die Serotoninzufuhr ohne die Aufnahme zusätzlicher Kalorien sicherzustellen. Diese Substanz hilft zudem, den Heißhunger auf Süßigkeiten zu bremsen.

BÜCHER, DIE WEITERHELFEN

Bohne, Michael
Bitte klopfen! Anleitung zur emotionalen Selbsthilfe
Carl-Auer, Heidelberg

Dana, Deb
Die Polyvagal-Theorie in der Therapie
G. P. Probst, Lichtenau

Fischer, Ellen
Verspannungen sanft lösen
Humboldt, Hannover

Härle, Dagmar
Praxisbuch traumasensitives Yoga
Junfermann, Paderborn

Herbig, Regine
Gefühlsregulierung – ein Tor zu innerer Balance: Stressbewältigung durch Herz-Resonanz
Junfermann, Paderborn

Levine, Peter A.; Phillips, Maggie
Vom Schmerz befreit
Kösel, München

Porges, Stephen W.
Die Polyvagal-Theorie und die Suche nach Sicherheit
G. P. Probst, Lichtenau

Seemann, Hanne
Mein Körper und ich – Freund oder Feind? Psychosomatische Störungen verstehen
Klett-Cotta, Stuttgart

Van der Kolk, Bessel
Verkörperter Schrecken: Traumaspuren in Gehirn, Geist und Körper und wie man sie heilen kann
G. P. Probst, Lichtenau

In englischer Sprache

Giammatteo, Sharon
Body Wisdom: Light Touch for Optimal Health
North Atlantic Books, Berkeley

Aus dem GRÄFE UND UNZER VERLAG

Bildau, Judith
Raus aus dem Hormonkarussell

Cichos-Terrero, Natalia
Wandpilates

Eder, Ursula; Sperlich, Franz J.
Das Parasympathikus Prinzip: Wie wir mit nur wenigen Atemzügen unseren inneren Arzt fit machen

Hühn, Susanne
Heile die Wunden deiner Kindheit

Marianowicz, Martin
Den Rücken selbst heilen

Mayr, Elena Anna
Heimweh nach mir

Scheuernstuhl, Annelie F.
Krank ohne Grund? Hormone aus dem Lot: Störungen richtig erkennen und sanft heilen

Waesse, Harry; Kyrein, Martin
Yoga für Einsteiger

ADRESSEN, DIE WEITERHELFEN

Dr. med. Ellen Fischer
Drächslstraße 14
81541 München
www.dr-ellen-fischer.de

Dr. med. Michael Bohne
Tiedgestraße 5
30175 Hannover
www.dr-michael-bohne.de
Ausbildung in der PEP-Technik. Mit Therapeutensuche.

Deutsche Gesellschaft für Biofeedback e. V.
Hochstraße 84
47798 Krefeld
www.dgbfb.de
Mit Therapeutensuche.

EASE - European Association for Somatic Experiencing
Jacob Obrechtstraat 88
1071 KR Amsterdam
Niederlande
somatic-experiencing-europe.org
Mit Therapeutensuche für Deutschland, Österreich und die Schweiz.

Europäische Gesellschaft für Traumatherapie und EMDR e.V.
Mirabeauweg 6
72072 Tübingen
traumatherapie-emdr.eu/
Mit Therapeutensuche für Deutschland, Österreich und die Schweiz.

M. E. G. – Milton H. Erickson Gesellschaft für klinische Hypnose e. V.
Waisenhausstraße 55
80637 München
www.meg-hypnose.de
Ausbildung in medizinischer Hypnose. Mit Therapeutensuche.

Connecticut School of Integrative Manual Therapy
12 North Main Street
West Hartford, CT 06107
USA
www.imtwellnesscenter.com

Pesso-Training
Private Praxis für Psychotherapie und Coaching
Dipl.-Psych. Barbara Fischer-Bartelmann
Mühlweg 5-5
69118 Heidelberg
www.pesso-institut.de
Ausbildung in der Pesso-Therapie.

TSY ingradual® Traumasensibles Yoga
Marienweg 17
41363 Jüchen-Damm
www.traumasensiblesyoga.de
Ausbildung in traumasensiblem Yoga. Mit Therapeutensuche.

Bezugsquelle

Klösterl Apotheke
Färbergraben 12 Rgb.
80331 München
www.kloesterl-apotheke.de
Vertrauenswürdige Bezugsquelle für bioidentische Hormone und Nahrungsergänzungsmittel (Onlineshop). Regelmäßige Fortbildungen für Ärzte und Heilpraktiker.

SACHREGISTER

ÜBUNGSREGISTER

Dank

Mein Dank gilt zuerst meinen zahlreichen Lehrern in den Bereichen Yoga, Meditation, Medizin und Manualtherapie. Ich danke meinem Praxiskollegen Markus Kissling und der Study-Group. Die gegenseitige Behandlung und der fachliche Diskurs haben meine berufliche Entwicklung enorm bereichert. Ich danke meinen Patienten und allen Teilnehmenden an den Yogalehrer-Ausbildungen. Sie haben mich darin geschult, komplexe medizinische Sachverhalte allgemein verständlich zu vermitteln.
Zu guter Letzt danke ich meinem Mann, der durch seinen technischen und emotionalen Support ebenso viel zu meinem seelischen Gleichgewicht beiträgt wie alle Übungen. Ich danke auch allen Freunden, mit denen ich seit Jahren innig verbunden bin.

IMPRESSUM

GU ist eine eingetragene Marke der GRÄFE UND UNZER VERLAG GmbH, www.gu.de

ISBN 978-3-8338-7879-4
8. Auflage 2026

Projektleitung: Franziska Daub
Lektorat: Andrea Panster
Bildredaktion: Nadia Gasmi, Nele Schneidewind
Umschlaggestaltung und Layout: independent Medien-Design, Horst Moser, München
Herstellung: Petra Roth
Satz: Christopher Hammond
Reproduktion: Medienprinzen GmbH, München
Druck und Bindung: Firmengruppe APPL, aprinta druck, Wemding
Printed in Germany

Umwelthinweis:
Nachhaltigkeit ist uns sehr wichtig. Der Rohstoff Papier ist in der Buchproduktion hierfür von entscheidender Bedeutung. Daher ist dieses Buch auf PEFC-zertifiziertem Papier gedruckt. PEFC garantiert, dass ökologische, soziale und ökonomische Aspekte in der Verarbeitungskette unabhängig überwacht werden und lückenlos nachvollziehbar sind.

Bildnachweis:
Fotoproduktion: Susanne Schramke (Cover, S. 38, 40, 47, 49, 51, 53, 55, 57, 59, 61, 63, 65, 71, 73, 75, 81, 83, 85, 88, 89, 90, 91, 93, 94, 102, 105, 106, 107, 109, U4 li., hintere Außenklappe); Haare & Make-up: Corina Friedrich
Illustrationen: Michael Vestner/kombinatrotweiss S. 11, 19, 41, 42, vordere Innenklappe li.
Sonstige Bilder: Adobe Stock: S. 8, 34, 99, 118, hintere Innenklappe re. u.; Getty Images: S. 32, 69, 79, 101, U4 re., hintere Innenklappe li. o., li. u., re. m.; iStock: S. 3, 21, 22, 25, 86, hintere Innenklappe re. o.; Mauritius Images: S. 14; Science Photo Library: S.110; Shutterstock: S. 66, 113; Stocksy: S. 6, 77

Syndication:
www.imageprofessionals.com

Die GU-Homepage finden Sie unter www.gu.de

Wichtiger Hinweis:
Die Gedanken, Methoden und Anregungen in diesem Buch stellen die Meinung bzw. Erfahrung der Verfasserin dar. Sie wurden von der Autorin nach bestem Wissen erstellt und mit größtmöglicher Sorgfalt geprüft. Sie bieten jedoch keinen Ersatz für persönlichen kompetenten medizinischen Rat. Jede Leserin, jeder Leser ist für das eigene Tun und Lassen auch weiterhin selbst verantwortlich. Weder Autorin noch Verlag können für eventuelle Nachteile oder Schäden, die aus den im Buch gegebenen praktischen Hinweisen resultieren, eine Haftung übernehmen.

QUALITÄTS GARANTIE

LIEBE LESERINNEN UND LESER,

wir wollen Ihnen mit diesem Buch Informationen und Anregungen geben, um Ihnen das Leben zu erleichtern oder Sie zu inspirieren, Neues auszuprobieren. Wir achten bei der Erstellung unserer Bücher auf Aktualität und stellen höchste Ansprüche an Inhalt und Gestaltung. Alle Anleitungen und Rezepte werden von unseren Autoren, jeweils Experten auf ihren Gebieten, gewissenhaft erstellt und von unseren Redakteur*innen mit größter Sorgfalt ausgewählt und geprüft.

Haben wir Ihre Erwartungen erfüllt? Sind Sie mit diesem Buch und seinen Inhalten zufrieden? Wir freuen uns auf Ihre Rückmeldung. Und wir freuen uns, wenn Sie diesen Titel weiterempfehlen, in Ihrem Freundeskreis oder bei Ihrem Online-Kauf.

Sollten wir Ihre Erwartungen so gar nicht erfüllt haben, tauschen wir Ihnen Ihr Buch jederzeit gegen ein gleichwertiges zum gleichen oder ähnlichen Thema um.

KONTAKT ZUM LESERSERVICE

GRÄFE UND UNZER VERLAG
Grillparzerstraße 8
81675 München
www.gu.de